お詫びと訂正

本書158頁～162頁の内容について、出典先が明記されていないため、著者の新田理恵氏自身が調査・研究したかのように見える記述となっております。誤解を招く状態になっていることをお詫びし、謹んで下記のように訂正させていただきます。

◎158頁15行目
誤：「医療人類学を、少しひもといてみましょう」
正：「医療人類学の知見を少しひもといてみましょう。以下、花渕馨也著「憑依 病める身体は誰のものか？」（池田光穂・奥野克巳 共編『医療人類学のレッスン』学陽書房、二〇〇七所収）で報告されている事例を紹介させていただきます」

晶文社編集部

薬草のちから

野山に眠る、自然の癒し

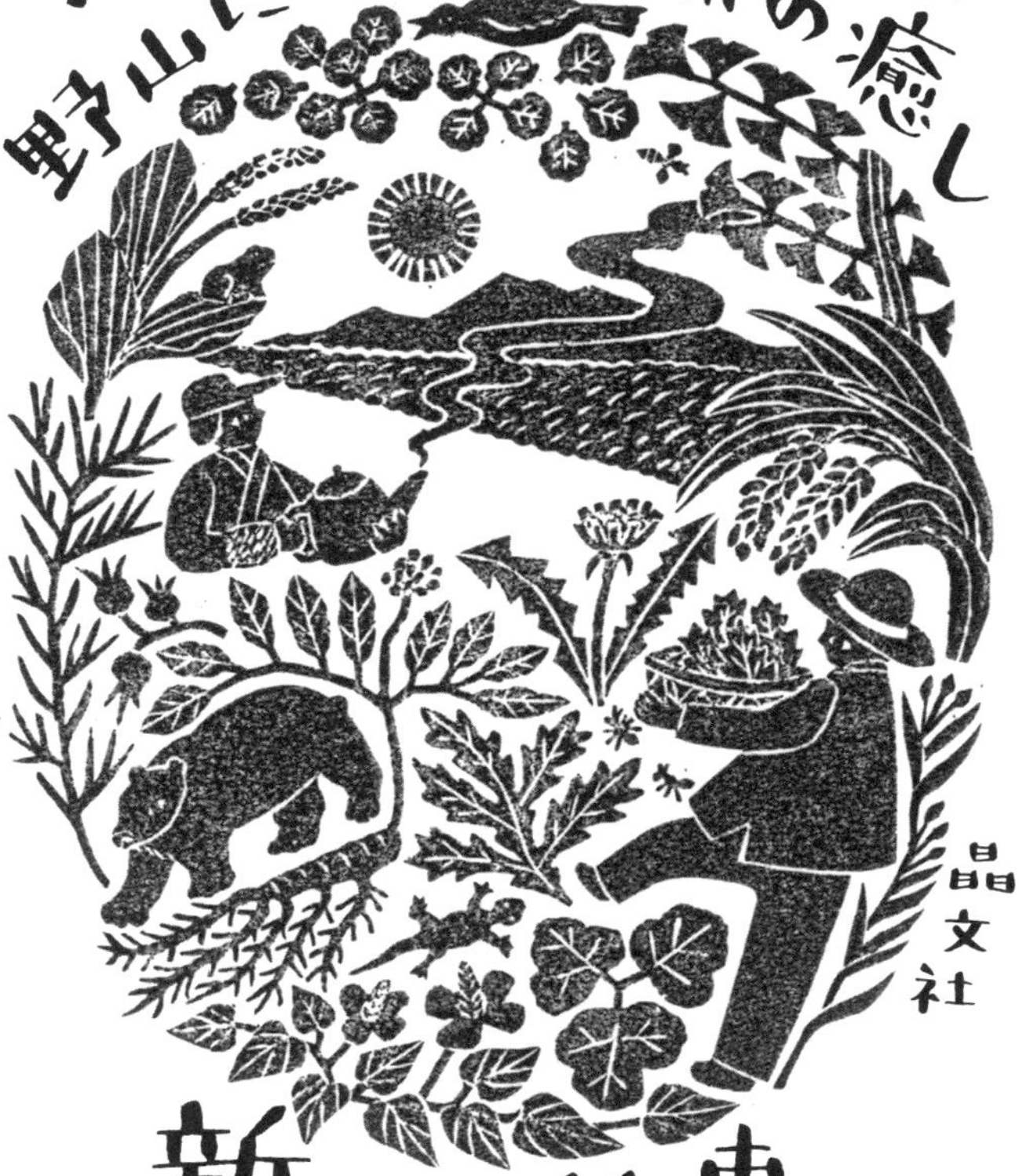

晶文社

新田理恵

ブックデザイン
鈴木千佳子

カバーイラスト
花松あゆみ

目次

第2章　薬草について知っておきたいこと

第3章　薬草茶でからだを慈しむ

第4章　薬草とは何か

第5章　薬草を仕事にする

第6章　薬草のすすめ

はじめに
――薬草が私のからだを変えていく

「薬草」と聞いて、どんなものを想像されますか?

よく聞こえてくるのは、「苦そう」「からだに良いけど、まずそう」「ゲームや絵本の中では見たことがあるんだけど……」といったような、声。

「おばあちゃんがドクダミ茶を作っていた」「お母さんがヨモギローションを使っていた」といった話もちらほら聞こえますが、私もそうだったように、多くの戦後生まれのみなさんにとって、薬草は縁遠いものになってしまいました。

しかし、その「薬草とは何なのか」を知ると、実は身近なところにもあったということに気づきます。

薬草とは、薬用として使われる植物のこと。

お屠蘇《とそ》(お正月にいただく五〜一〇種類の生薬を配合して漬け込んだ薬酒)に七草粥

にヨモギ餅……。在来種のハーブたちは食文化や季節の行事としても息づいていて、私たちのからだを慈しんでくれています。

広義では、草花以外にも生姜やシナモンなどといった、植物の根や樹皮、枝、種、果実も含まれるため、日常の食卓でもこっそり活躍していた薬草たちもいます。

そんな話を聞くと「なんだ、意外と薬草って身近なところにあったんだ」と感じます。たとえば、お正月、豪華なお料理やお酒を飲む機会が続いた後に、七草粥を食べてお腹（消化器）を落ち着けるなど、年中行事も一つ一つじっくり見つめれば、その季節の養生につながっています。詳しい知識がなくても、行事にしたがって過ごすことで自然とその季節、その状況に合ったからだのケアができるのです。先人のみなさんの知恵は、すごい！


私は栄養学、薬膳学を学び、健やかなからだを美味しい食事で作るということを、ずっと追い求めています。その延長で、日本の、その土地らしい食材＝スーパーフード（栄養バランスに優れ、一般的な食品より栄養価が高い食品）を探している時に、薬草に出会いました。

最初は書物をひもとき、先生から話を聞いて学び、それらを自分のからだで試していくうちに、読んだり聞いたりしたことが、実際に自分のからだの変化として現れるようになりました。

実際に試してみるまで、食物がからだに与える影響はゆっくりなので、変化が訪れるまで、三週間は習慣的に摂取を続けないと効果が出ないと思っていたのです。

しかし、生姜たっぷりのスープを飲むと、一〇分後にはポカポカ温まり始めるように、一〇~三〇分後に効果が現れるものもあります。たとえばオタネニンジン（国産薬用人参）を摂っても、一〇分ほどでからだの中から温かさが上っていきます。

根本から体質を整えていくとなると継続が大切ですが、そうしたさまざまな体験が「食べ物って、本当にからだを変える力があるんだ!!!」という自信につながっていきました。

食べ物は、やっぱりすごい。

そして、「苦い」というイメージとは裏腹に、予想していたよりもずっと、薬草が美味しい！

大阪の老人ホーム「musubi」さんで、むくみ予防の薬膳料理を一か月間毎日三食のレシピを期間限定で監修させていただいた時にも、便秘だった入居者さんの便の回数が増えたり、排便を促す薬の量が減ったりしました。当時、まだ食物の栄養や効能がどれほどのものか半信半疑だったのですが、食は想像以上に早く、からだに影響を与えてくれたのでした。

そして、私たちのブランド「伝統茶〔tabel〕」（日本の在来ハーブティのブランド）で作っているお茶を飲んだ方からも「いつも立ち仕事の後は足がむくむのに、ハトムギ茶を飲んだ後はむくまなかった」「お肌のトラブルが落ち着きました！」、ついには「当帰茶を飲み始めてようやく妊娠ができました！」という感想にいたるまで、多様な変化を体験いただき、知識として身についていたことが確信へと変化していきました。

もちろん、お茶だけでダイナミックに体質が変わるわけではありません。環境や生活要因など、たくさんのファクターが関わり合うことでからだは変化していくのですが、薬草茶を飲んで二〇〜三〇分後に感じられるからだの変化や、自分に合った飲食物を選ぶといった視点が、「食生活全体を見直して整えようとする意識」を芽生えさせてくれるのではないかと思っています。

各地で見つけた薬草たちには、痛みを抑えるもの、風邪に効くもの、記憶力の上がるもの……それぞれ個性的な力が秘められています。そんな薬草が、日本には三五〇種類以上あるといわれています。

日々、植物のちからには感嘆するばかりです。そして、時に厳しく、時に温かく自然を育み恵みをもたらしてくれる気候や風土、また、そこに暮らし、植物とともに生きることで彼らのちからを見出し、引き出してきた先人たちの知恵と莫大な経験には頭が上がりません。

もちろん、こういった効果・効能には個人の体質との相性があり、全員が同じ結果が現れるわけではありません。一人一人に個性があるように、一つ一つの薬草も個性的な味、香り、はたらきを持ち、人によって合う・合わないといった相性もあります。

薬草の働きを感じていくと、知っているようで実はよくわかっていなかった**「自分のからだのSOS」**を見付けることができます。

ようこそ！　奥深くて面白い、植物たちの世界の入り口へ。

そして、本書を通して、あなた自身に必要で、あなたらしい暮らし方に相応しい薬草と出会えますように。

さぁ、体内から体外へ、古今東西、薬草たちとの大冒険へ、一緒に向かいましょう。

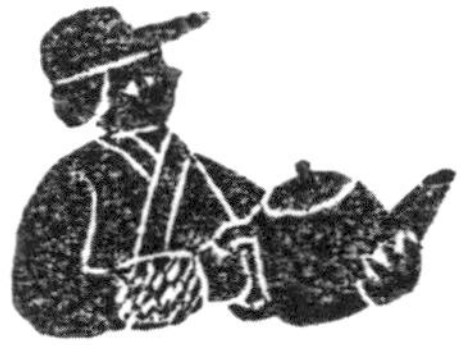

第1章 からだが薬草を求めている

身近に生えている薬草でからだが変わる

家から職場や学校、待ち合わせの場所へ行くまでに、いったい何種類の植物と出会うでしょうか？　そういった目線を持ちながら町を歩くと、アスファルトに敷き詰められた都会であっても、実に多くの植物が生きていることに気づきます。

原宿で見付けた在来種のタンポポ、多くの町で街路樹として人気のイチョウの木。なんと、これらもからだを慈しむハーブとして味わうことができるのです。

たとえば、タンポポの根は乾燥させて香ばしく炒るとコーヒーのような風味が楽しめますし、葉や花びらのビタミン類、カリウム、ルテインなどは**目のケア**や**利尿作用**に、根っこのタラキサシン、コリン、イヌリンといった栄養は**生活習慣病予防**やお母さんの**お乳の出を良くする**といった効能が伝えられています。

イチョウの葉には、ギンコライドなどの成分の血流改善による**記憶力回復**や、**アルツハイ**

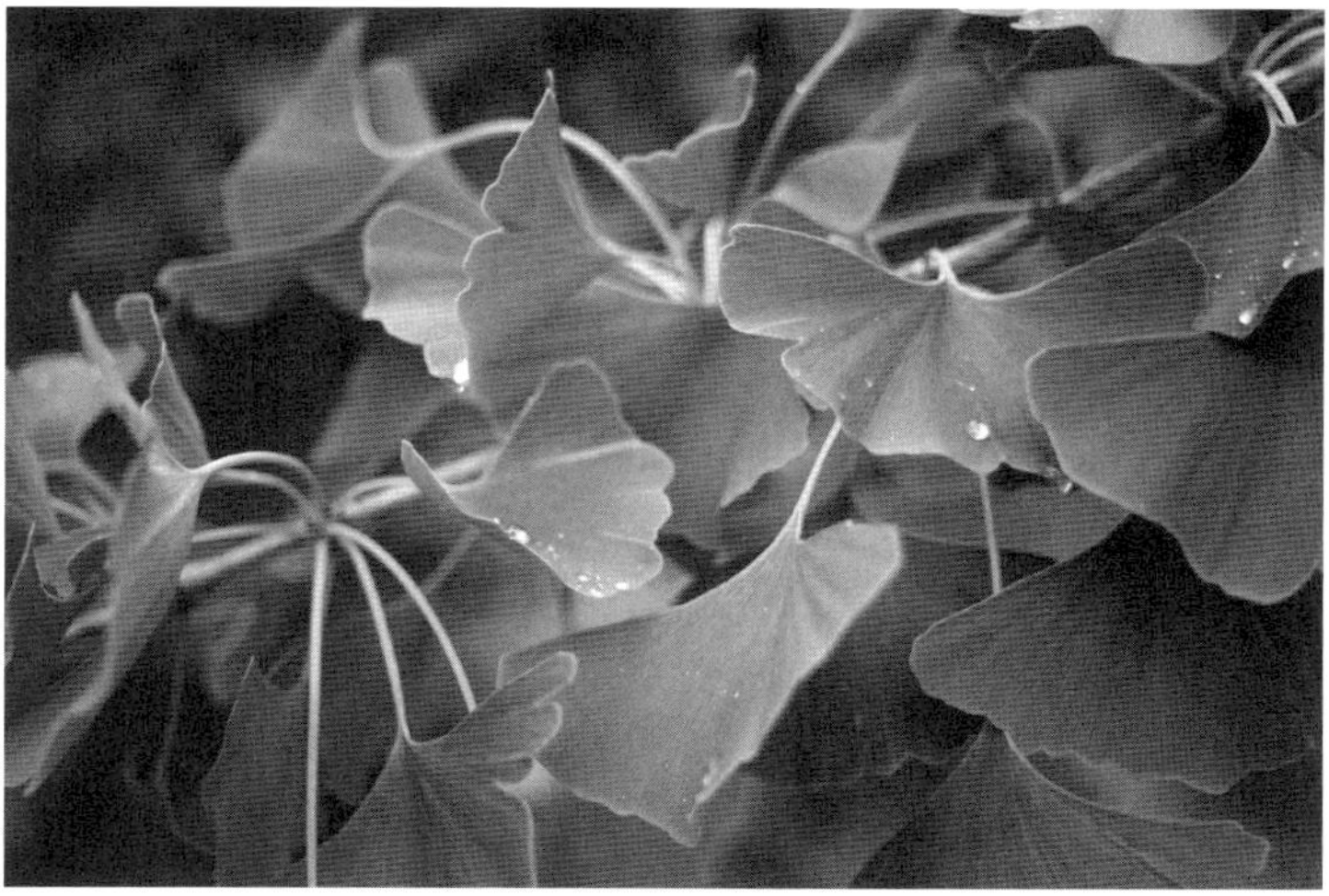

佐渡島のイチョウ

マー型認知症を予防するといった臨床試験の結果も出ており、ドイツやフランスでも人気の薬草です（アレルギー物質であるギンコール酸も含まれるため、濃いお茶の摂取はお控えください）。

こうして見ていくと、あの木も、あの草も……普通の道が、普通の山が、薬草の宝庫のように感じられます。

「そういえば、おばあちゃんやお母さんがドクダミ茶を作っていたな」

と思い出される方もいらっしゃるかもしれません。ドクダミは繁殖力がとても強いので、人の暮らしが近くて日陰で湿度の多いところに目をやると、見つけやすい植物の一つです。冬には姿をくらま

しますが、土を掘るとドクダミの赤っぽい根っこが出てきて、あの独特の匂いを発していま
す。根っこが少しでも残っていれば生えてきてくれるので、また次の春に出会うことができ
ます。

ドクダミには、「十薬《じゅうやく》」という生薬名《しょうやく》（漢方薬の材料としての名前）があるように、十種類以上の効能があると言われ、デトックスや炎症を抑えるのが得意な薬草です。

これだけメジャーになったのは、実は大正時代から昭和初期にかけて研究が進み、ドクダミブームが起こったという背景があります。その名残もあり、庭のあるお家などではちらほら見つけることができます。

江戸時代には、その独特な強い匂いが活かされ、トイレの中に臭い消しとして投げ入れるため、お手洗いの近くに植えられたといわれています。

身近なところに生えている植物も、ちょっと目を離した合間にも季節によって姿を変え、風や鳥や虫たちの動きに伴って種類が入れ替わったりしながら、循環しています。

私の家の小さな庭にも、それまであちこちで探していた桑の木がいつの間にか生えてきたりして、毎年少しずつ変化していき、驚きと気づきがたくさんあります。

「庭には、住む人の体質に合う植物が自然と生えてくる」

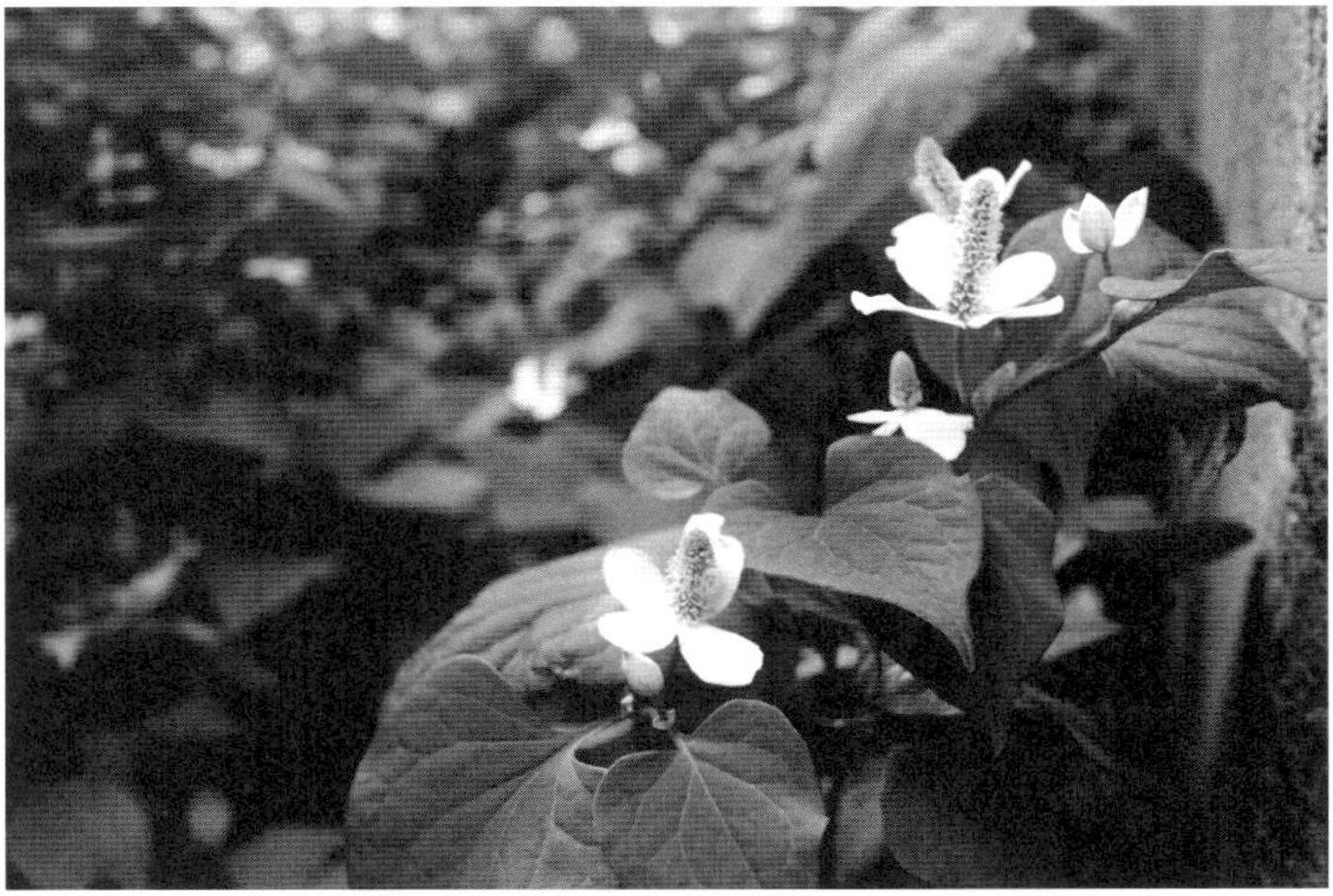

我が家に茂るドクダミ

という話を聞きました。たしかに、私の身体に必要だった桑の木が近くにないか探していたら突如、庭に現れ、家族のからだに必要だったドクダミはジャングルのように茂っていました。越してきたときは、まだそれらの植物たちは認識できていなかったのです。

科学的には説明しにくいですが、自分に必要だと意識したことで捉えやすくなるということもあるでしょうけれど、偶然近くで暮らすことになったその植物と、豊かな表情を見せる庭に、愛着と感謝を感じざるをえません。

生命体同士の住み分けや共生が、目に見えないルールで起こっているようです。

薬草を知ると、風景が変わる

都市でサバイバル

大阪市で生まれ育ち、現在は横浜市在住の私は、これまでほとんどコンクリートの上で暮らしてきました。だからなのか、昔から自然豊かな土地に憧れがあり、祖父の田舎である香川へ毎年帰省するのが大冒険で、ひときわ楽しかったことを覚えています。

大人になって、自分でも各地を旅するようになりました。そうしているうちに、都市部では当たり前の「水や土は買うもの」という意識が、実は不自然なのではないかと感じるようになってきたのです。本来、多くの生物たちと共有している空気や水や海に、人間にしか見えない所有権や境界線がある。もちろん、そうすることで守られる安全や安定があるからでき上がった仕組みだということは理解しています。

けれども、そんな街中では草を摘んでお茶にするという簡単なことが、とても難しく感じられました。

どの土地も個人・団体の所有か、公の所有かはあるにせよ、誰かの持ち物であり、特に都市部ではそれがはっきりと見えているので、勝手に生えてきた草花であっても採ることがはばかられます。

その上、排気ガスや酸性雨などの環境汚染や、動物たちの排泄物がかかっていないか気になったり、公園の植物にも農薬が撒かれていることがあったりと、口に入れるには気が引けることも多く、街中の自然から食べ物を見つけるということはとても難しい状況にあります。普段、自力で食べ物を作っていない分、震災などの緊急時も誰かの助けを必要とし、待つことになります。


そんな状況に住む私たちでも、できることはあります。

私たちが食事や、衣服や、暮らし方に自然のものを取り入れる時、自分や家族にとって必要なもののいくつかを自力で生み出すことができたら。そこにはたくさんの気づきや学びがあり、作り出す楽しみもあり、たくさんの意味や意義を見出すことができる。とても楽しい時間になると思いませんか？　そして、自分で生きている感覚は、自分自身の生きる力を強くしてくれます。

実は、コツをつかむまではなかなか手にいれる方法がわかりにくく、買いにくい薬草たちは、**自分で育てたり見つけたりする方**が早かったりもします。ガーデニングの延長で、野菜や薬草の栽培をしてみるのもおすすめです。

ちいさな鉢植えからでも、野菜や薬草を育ててみると、その命の強さや収穫の喜びを感じることができ、さらにそれを使ったり、共有する楽しみが生まれます。私の場合は、ご近所さんがときどき庭のビワの木を剪定されるので、切り落として捨てられる葉や枝をわけていただき、お茶や入浴剤にしたり、ビワ染めをしたりしています。

お庭の手入れをしていると、お隣さんから「がんばってますね」と声をかけられ、いろんな話に花が咲くようになりました。植物が暮らしに関わり始めると、なぜか人の関わり方にも変化が起こるのが不思議です（二三五ページで簡単な薬草の育て方についてお話しします）。

自分の暮らしに必要なものを、自分で調達しようとしてみること。**ヘビイチゴから虫刺されの薬を作る**など、簡単なことでもやってみると、見えにくかった社会の背景や、一つの生命体としての自分の感覚を感じられるなど、とても多くのことに気づきがありますし、いざという時、それが「**生きる力**」になります。

ぜひ、楽しんでみてください。

山でいただく

私が暮らした大阪や横浜からも、一時間も車を飛ばせば緑豊かな山に行くことができます。出かけて、種や苗を少しいただいてくることもありますが、気をつけるべきことがいくつかあります。**採取してはいけない植物や、採ってはいけない場所では採らないこと。**採る時も植物の群生の三分の一以上残しておくことや、自分で使う分以上は採らないなどの暗黙のルールを知ることがとても大事です。他の人も楽しみにしているかもしれませんし、残しておけば来年もまた探さなくても収穫できます。

「未来のために、残しておく」というこの感覚はさまざまな物事のスピードが早まっている都会では見失いがちなものですが、目の前にある植物と向き合うことで、自分の行いを俯瞰して見ることができます。

また、似ている毒草も混生していることも多いので、最初はよく知った人と山を見ることをおすすめします。

戦後の野草ブームの時に採り方を知らない人が採り尽くしてしまい、翌年から地元の人たちがそれらの野草を薬草として使えなくなって困っているという地域に何か所も出会いました。それで途絶えてしまう習慣があるのは、とても悲しいことです。

自然はみんなのもの。自分に必要な分を、来年もみんなが採れるように実際に使う分だけ採る。そうした思いやりやマナーが非常に重要ですし、むしろ自分が使う分は自分で育てることが、収穫しにいく手間の少なさも含めて一番良いのではないかと思います。

高知県の集落では各家庭の庭に一本の柚子の木が植えられて日々の食事のお酢代わりになっていたり、佐賀県の嬉野《うれしの》では一六〇〇年代に朝鮮から渡来した陶工が、自分たちの家にチャノキを植えていたのが産地の始まりだったりしています。

私も小さな庭を持ち始めて、夏になると生い茂る植物の生命力に圧倒されつつ元気をもらっています。また直接食べることでも元気をもらいながら暮らしています。

人間による意図ではなく、自然と生えてきた草木たちは手入れをほとんどしていなくてもすごい勢いで育ち、「機械を使っての開発が行われる場合を除いて、自然は守らないといけないほどか弱い存在ではないな」と、しみじみ畏敬の念を持ちます。自然には敵わない。

そして、植物たちはよく自分たちのことをわかっています。自分たちが生きていけるところで発芽し、人の手を借りることなく育ち続けます。成長して日の当たらなくなってきた低い枝や、風で折れた枝は、自らの意思でその部位を枯らすかのように、いつの間にか落ちて

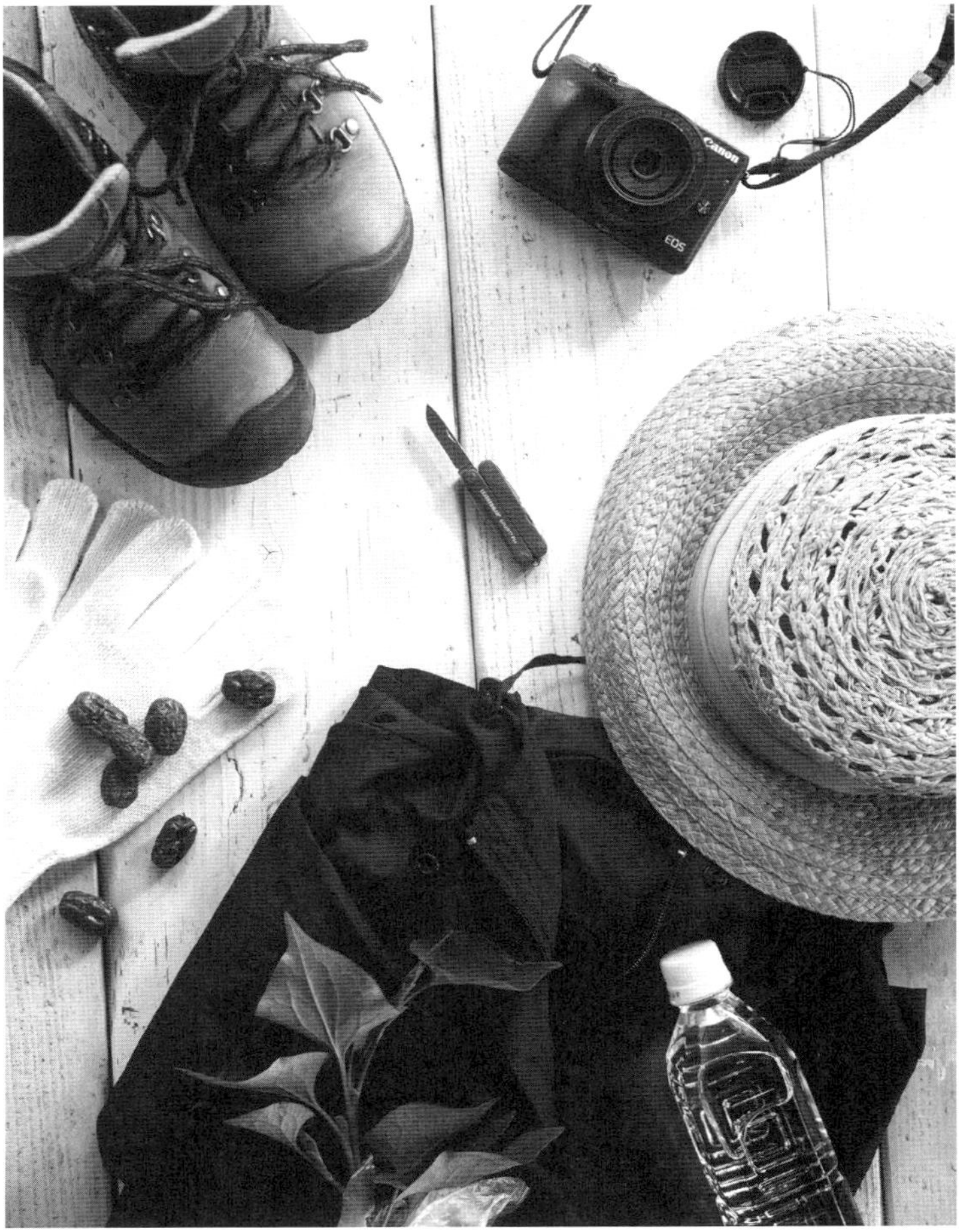

山に出かける時の装備、グッズ一例。
場所によっては地図や熊よけの鈴も。小さな植物図鑑もあると便利。

行く。だから、木の剪定《せんてい》をするときも、よく観察すればどの枝を切るべきかを植物が教えてくれます。

人間の都合をいったん置いておき、植物の都合を考えてみる。そうしているうちに逆説的だけれど、私たち人間がどうするべきかも見えてくる気がするのです。

こんなにたくさん薬草があったとは

薬草は、ざっくり見積もっても日本に三五〇種類以上あります。しかし、それもおおまかな計算で想定した数です。日本には約七〇〇〇種類の植物が自生しており、そのうちの五～一〇パーセントが薬草だといわれています。つまり、三五〇～七〇〇種類は薬草である、ということになりそうです。なぜ、そんなざっくりした数になるかというと、二つの原因があって厳密な数を確定できないからです。

一つは種が**いつの間にか交配する**こと。

アブラナ科は種が混ざりやすいことで有名ですが、白菜と水菜を掛け合わせたような子や、キャベツとカブの間の子などが、花粉などが混ざって自然と生まれ、その混ざり方のグレー

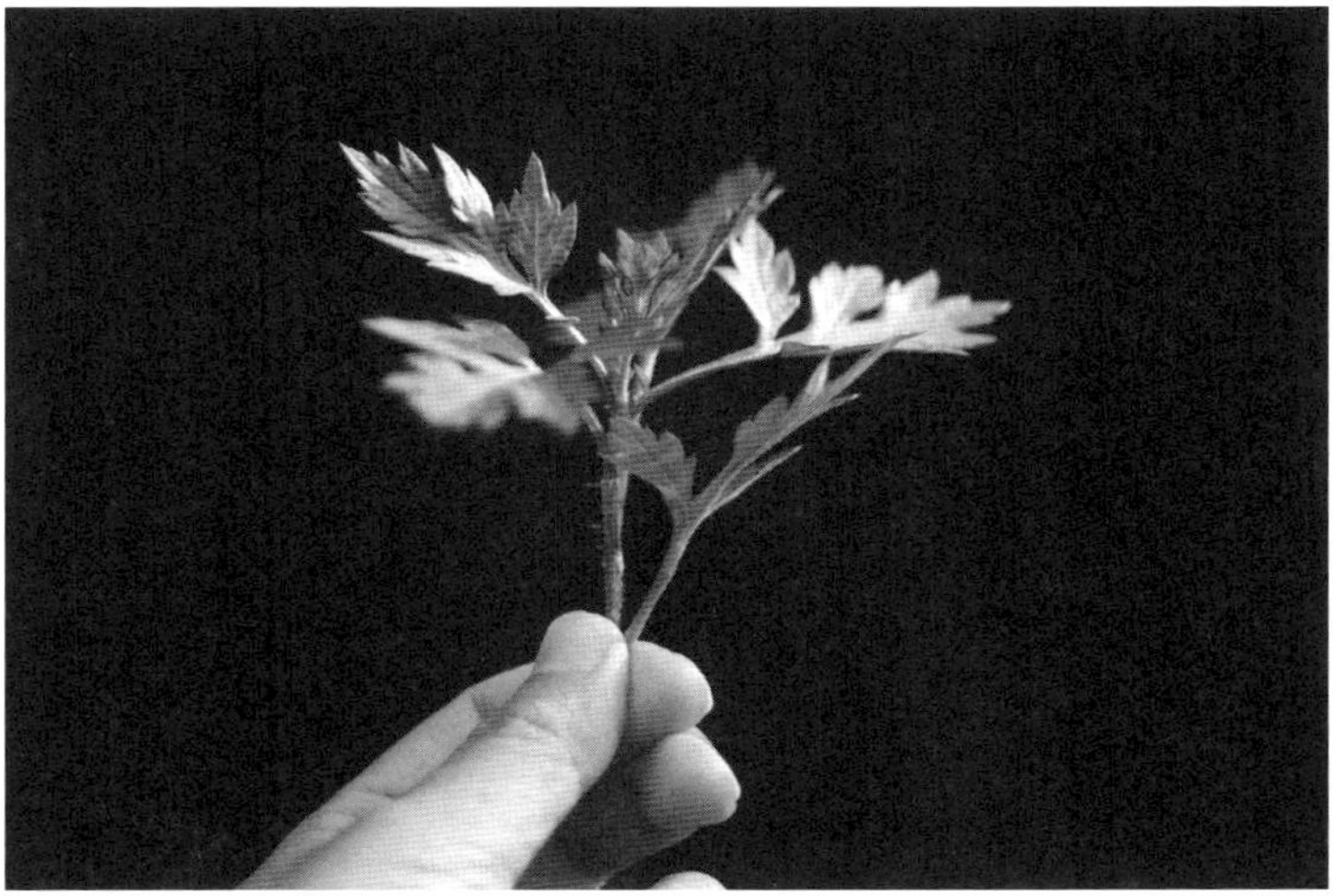

関東のヨモギ

ゾーンも際限なくあります。自然な方法で行う品種改良とは、そうして生まれてきたポジティブでイレギュラーな種類を意図的に選んで増やすことを何世代もの時間をかけて行なってきたものです。

その上、気候風土に合わせて植物も適応して姿形を変化させていくため、たとえば「桑」と一言で言っても細かく見れば一二〇〇種類以上に分けられます。また日本人の平均身長が近代に入って伸びたように、今のリンゴの味も形も、数百年前のリンゴとはまったく違っていたり、違う土地では気候に適応するように進化して、ちょっと違った形質や性質になったりするのです。

よって、同じヨモギでも北海道と沖縄

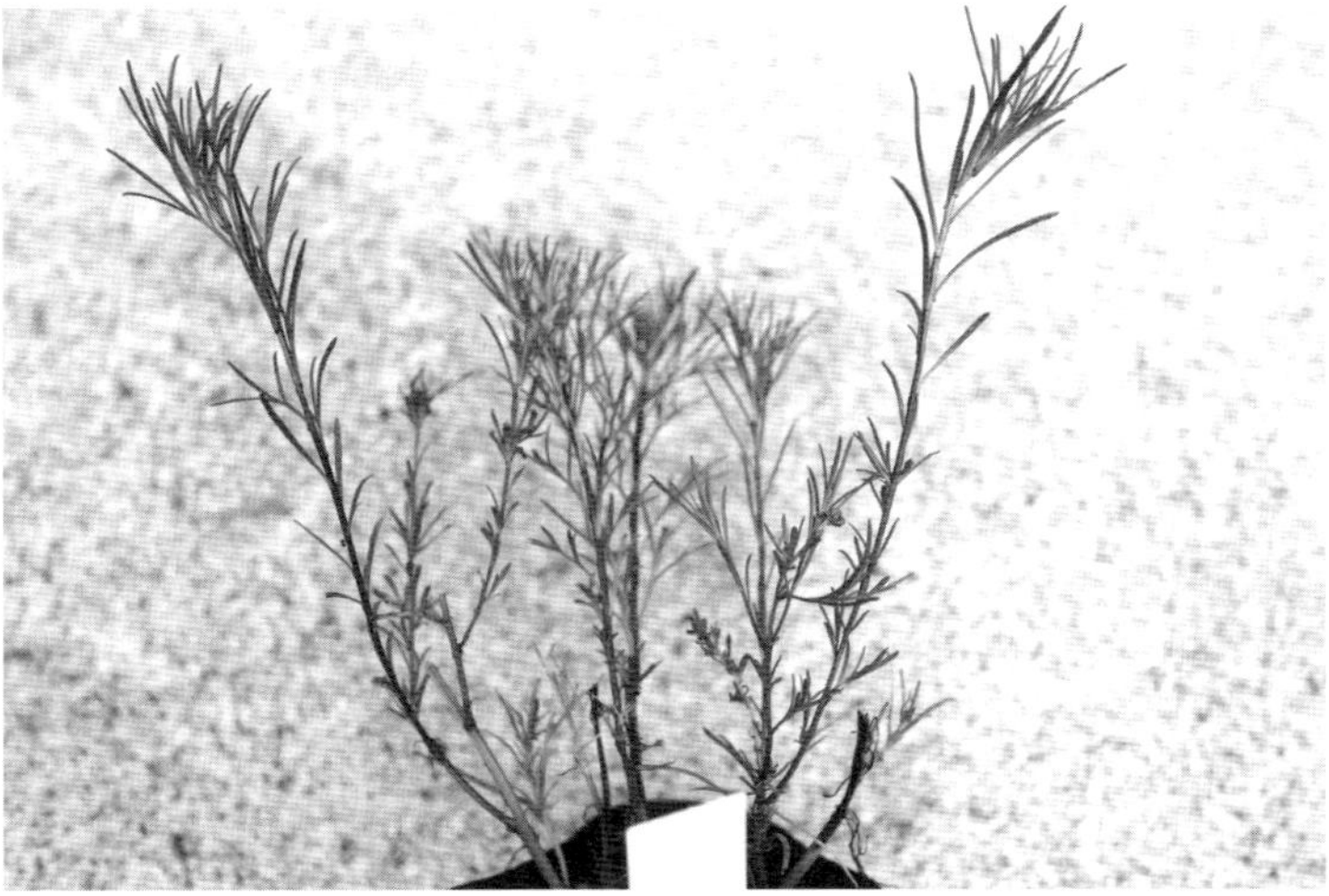

琉球ヨモギ。本州のものとは全然形が違う

ではまったく違う形、違う味をしています。たとえ、一見似ているように見えるヨモギ同士でも、生えていた場所の土質、水質、その年の気温や天候、日照時間などで違う味と香りが生まれ、ワインで語られるところのテロワールの違いを楽しむということもできます。

薬草の数え方を曖昧にしている二つ目の理由は、**毒と薬の境目が非常に曖昧**であるところです。毒と薬は紙一重で、状況と手法によって決まるところが大きくあります。たとえば猛毒だと知られているトリカブトの根ですが、特別な加熱などの処理をして漢方薬の材料である附子《ぶす》になり、少量を薬として用いることができます。また薬草ではありませんが、北陸では猛毒のふぐの卵巣を何年も粕漬けにして無毒化することで、珍味として食べられるようにしています。

使い方次第で、一つのものが毒にも、薬にも、食材にもなるのです。

まさに、表裏一体。

使う人の心が問われるのが、「薬草」なのです。

そこにしかない植物が、地域を紡ぐ

これだけたくさんの要因があると、その土地で、その植物が、その在り方でいることが、たくさんの偶然の上に成り立つ奇跡のように見えてきます。その味わいは、その場所でしか生まれない。ですから、「うちの村には何もないよ」と言われる村にも、その村ならではの魅力をその土地の植物から見出すことができるのです。

熊本県八代《やつしろ》市で「はすの葉茶」を作り始めてから一番嬉しかった感想は、「八代はい草で有名な街ですが、それ以外の魅力をなかなか見出せませんでした。でも、こうしてはすの葉茶が出て来たことで、新たな自分たちの町の魅力を見付けられて嬉しいです」という、地元

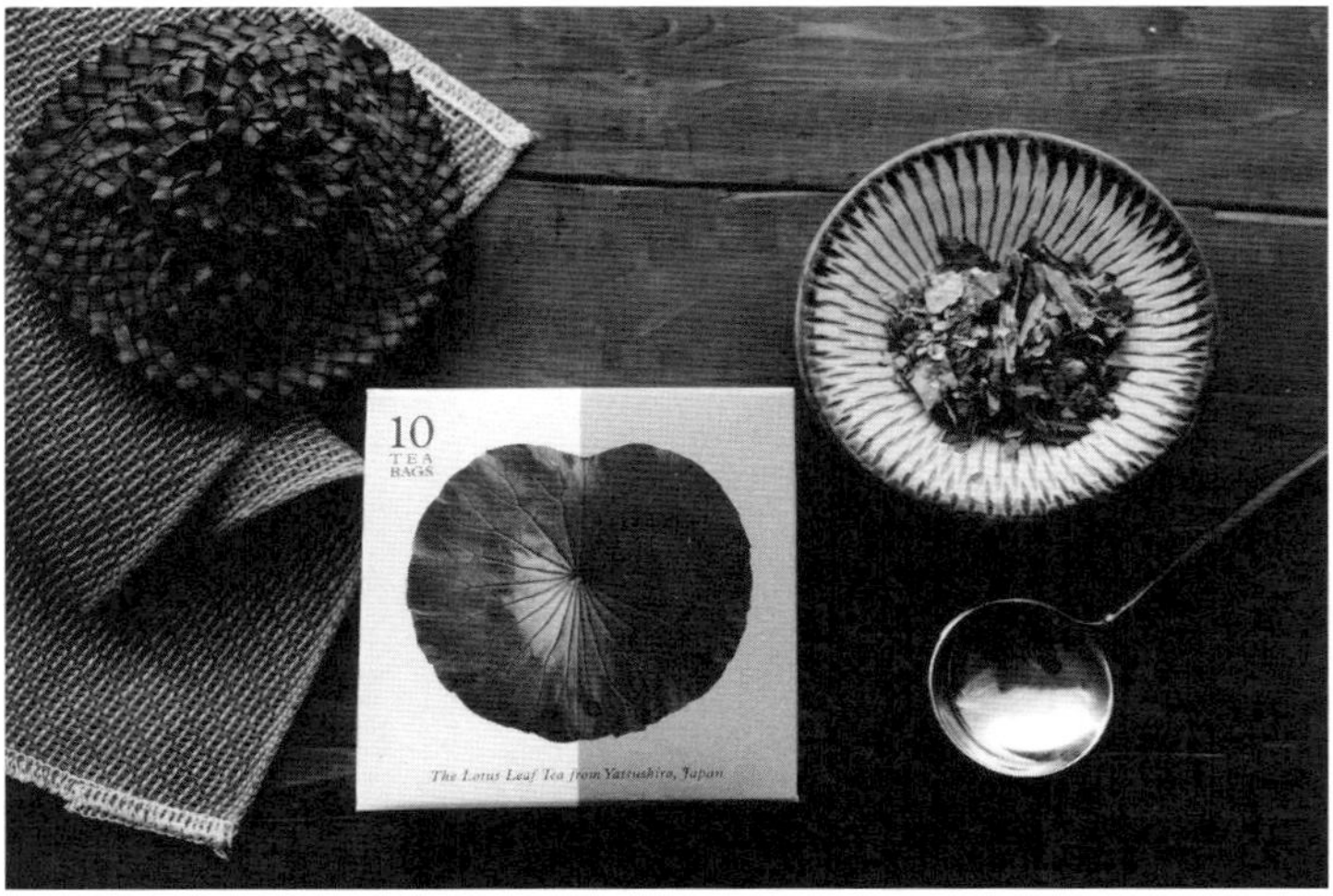

tabel はすの葉茶

の方の声でした。

　はすの葉茶を、他の地域で作っても、八代ほどのまろやかさや、やさしい甘みがなかなか出ません。私も初めて飲んだとき、今まで飲んできたはすの葉茶とまったく違った滋味があったので感動して言葉を一瞬失ったのを覚えています。

　ありのまま、然るべき姿の唯一無二の存在であることは、とても稀有で尊い。その土地でしかできないということは、アイデンティティとつながり、その土地に住む人の自信になり、もしかすると誇りにもなっていくかもしれない。

　このはすの葉茶との出会いが、薬草茶の新たな魅力の一つに気づいた瞬間でした。

そして、その土地でとれたものが食べ物、飲み物になっていくことで、食べる人も作る人も互いに共有できる喜びの体験が生まれる、ということが食の大きな魅力だと感じています。「大したことはできないから」と謙遜して答えるお母さんも、いざ台所に立つや一瞬で生き生きとした表情になり、手早く的確な腕前を見せ、さらに共に調理をする若い人にさまざまなコツを教えながらリーダーシップを発揮されます。

そうした過程をへて自然に出てくる「おいしいね」という一言から、一緒に食卓を囲んだ時に生まれる一体感。絆。つながり。その場に集う皆がつい先ほどまでは初対面であったことも遠い昔のことのように感じられるくらいです。

食のもつコミュニケーション力が、いろんな壁をあっと言う間に取り払ってくれます。

食べ物は、みんなにとって自分事。

「あたりまえのこと」の底力を感じます。

その子の居場所と、生きる環境

私たちに居心地の良い場所、好きな場所があるように、植物たちもそれぞれ生える土地の

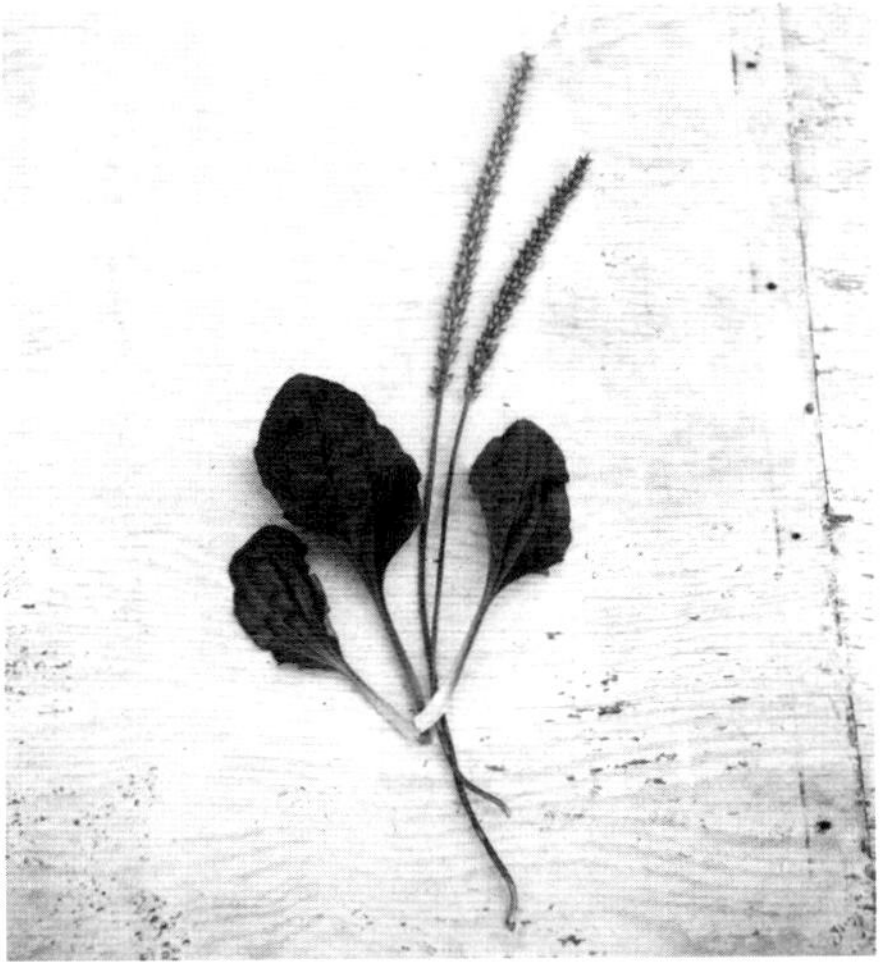

オオバコ

適性があります。

日陰が好きな子、日向が好きな子、杉林でよく見かける子、標高一〇〇〇メートル以上でよく見かける子、険しい岩場が好きな子……。あえて厳しい環境に身をおいたり、競争率の高い場所でも負けない進化をしたり、時期をずらしたり……植物たちの生き残るための知恵と進化を垣間見ます。

どこにどんな薬草が生えているかという情報を知っておくことで、その植物を探す時の足がかりとなります。オオバコを探す時には、人が足を踏み入れるエリアで日当たりの良い所……などと、推測して可能性をしぼりながら探すことができるので便利です。

図鑑には探している薬草の周囲の風景が言葉で書いてありますが、それだけだと具体的にイメージすることはなかなか難しいかもしれません。ですから、実物を見つけたときには、その周囲の風景を覚えておくようにしましょう。すると、次に似たような条件の別の場所に行ったときに、「日陰で少し湿度が高め……ドクダミや南天が生えてそうだな」と予想することができるようになります。

また逆に、生えている植物を見て、常にその場所にいなくとも、日照や湿度、土質のおよそを予想することもできるようにもなります。

実際にフィールドへでかけることが、一番覚えやすい勉強法。

聞くだけ、見るだけの情報より、五感を関連づけて体感したことは、記憶に残りやすいのです。実際に見てみると写真では気づかなかったような葉の厚さや細かい毛や模様、隣に生えている同じ条件を好む植物たちなど、濃厚な情報が目に飛び込んできます。大丈夫なものであれば、直接触ってみたり、香りや味を試してみたり……。そうすると、より印象や記憶に残っていきます。

時期によって環境状態も変わるので、同じ場所に何度も足を運んでみても、違った植物たちと出会えます。そうして現場の経験を重ねていくと、いつの間にか薬草の見付け方がうまくなっていきます。

たとえば、ヨモギは風通しが良く、太陽のよく当たる道ばたなどの人里に生えるといった生育条件があり、月桃《げっとう》は鹿児島県南部よりも南側に生育するなどの分布図があります。

栽培する時も、この条件が合うものを選ぶこと、もしくはなるべく条件を近づけないと、病気になりやすかったり、枯れやすかったりします。ありのままで条件が合っていると、お手入れをほとんどしなくても、一緒に暮らすことができます。

その土地に根ざしてきた在来種は、その環境に適応しているので、実はほったらかしでもすくすく元気に育つのです。人も、植物も、自然が流動的である中でそれぞれが生きていくための変化を続けています。

そうした植物の特性を知っておくことで、意図的により美味しいものを作ることもできます。緑茶、紅茶の原料となるチャノキも、高木の下など、ほどよく日陰になる場所で育った木の方が甘味が強くなって美味しく育ちます。玉露用などの甘味を出したいお茶については、こうした観察と実験から、日覆をして栽培をする方法が生み出されました。環境をよく観察することで美味しい木を見分けたり、美味しいものを栽培するための工夫ができたりもします。

地形や天候以外に、動物によって独自の味わいが生まれるケースがあります。たとえば台湾茶の中でも根強い人気を持つ〝東方美人〟は、ウンカという虫に葉をかじられることで虫の分泌液が葉に入り、それに植物が反応して化合物をつくり（二次代謝）、独特の蜜香を持つ茶葉となります。これは偶然発見されたことですが、他の土地で簡単に真似ができるものではなく、最初は害虫による被害だと思われた現象をよく観察することで、その土地の恵みの一つに変化したものといえるのかもしれません。

からだが野生を求めている

後の章でも詳しくお話しますが、私たちtabelでは、薬草茶の原料を在来種にこだわって作っています。

「なぜ在来種にこだわるのですか？」

希少性の部分以外で、在来種をわざわざ商品にする意味はあるのか？　薬草茶の販売を始めたころによくいただいた質問です。そして私自身も、自問自答をくり返していました。

在来種は、良くも悪くも生産地や作り手が限られます。それが、ブランドを広げていく時に真っ先にボトルネックになりかねません。少量のとびきり良いものを高額にするのであれば、薬草文化を広げる草の根運動としては意味合いも変わってきてしまいます。

また、在来種という言葉の定義も非常に曖昧です。外来種に対して相対的に生まれる意味合いなので、いつの時点で区切るかで同じものが在来種になったり、外来種になったりします。

たとえば、弥生時代の初期に中国から稲作が伝来しました。その当時は米も外来種として見られていたことでしょう。しかし、その品種も日本で二〇〇〇年以上根付いた現代（もちろんその間に自然な交配や品種改良も起こっていますが）には、在来種と認識することができます。タイ米、インディカ米といった現時点での外来種があるためです。

同じように、滋賀県の伊吹山には日本独特のタイムが生えています。織田信長が西洋との交流を始めた時に、ポルトガルの宣教師に三〇〇〇種類のハーブ類を本国から持って来させて、伊吹山（標高一三七七メートル）に西洋ハーブ園を作ったと伝えられています。そこから約四〇〇年経ち、今では伊吹山の気候などの環境に適応して姿形を進化させた固有の植物（九種類ほど）が残り、イブキジャコウソウという日本ならではのタイムもあります。

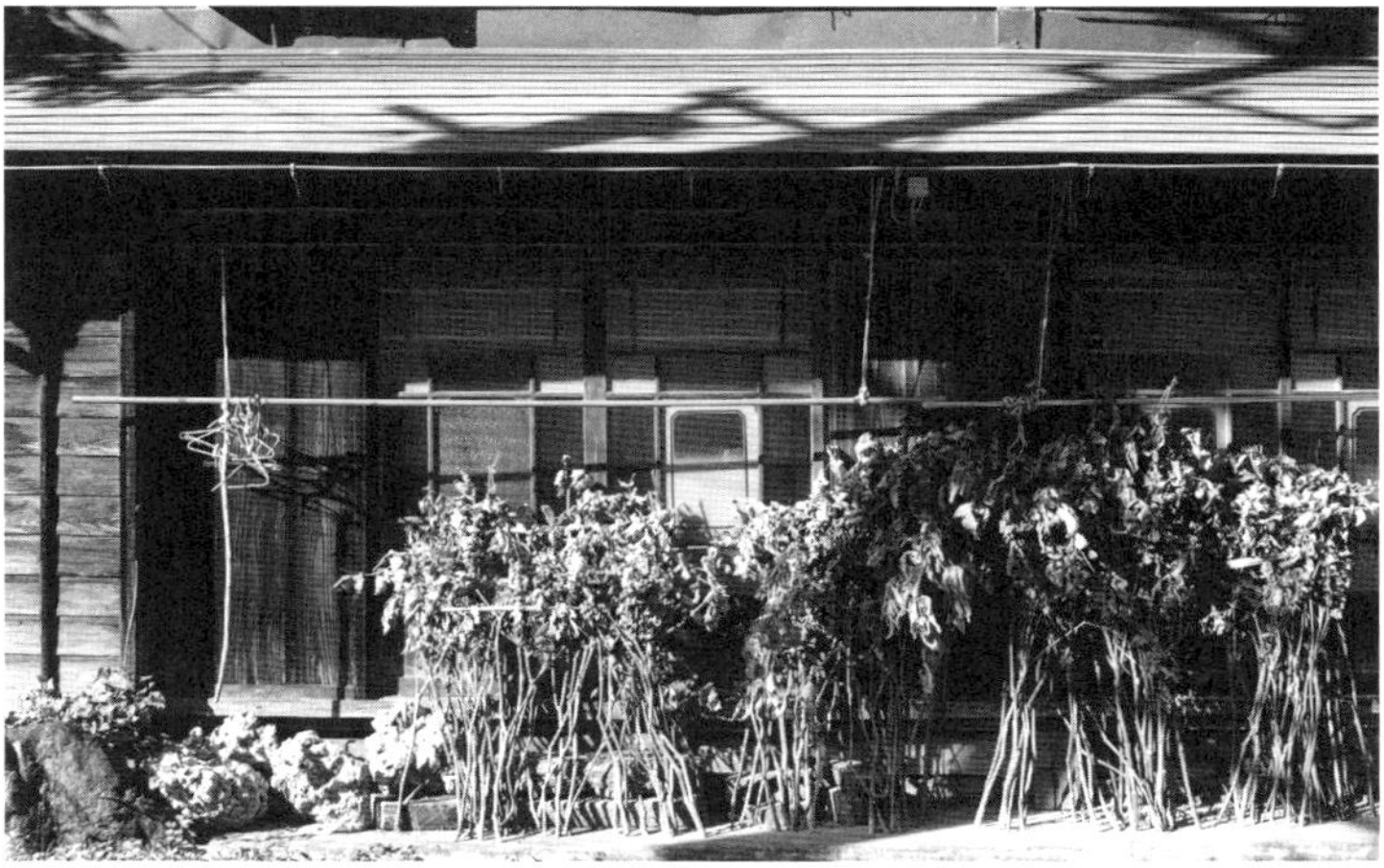

伊吹山のとあるお家の前に大量の薬草が干されている。
どこの家庭も自家用薬草茶を作る

さて、これらは、在来種と呼んでよいものでしょうか？

厳密に言うと、日本原産というオリジナリティを持つ植物は少なく、たとえば食用栽培植物は二〇種類ほどと限られています（三つ葉、フキ、ミョウガなど）。多様であること、種が混ざっていくことは必要であり、大切な変化なのです。

庭を見ていても思うのですが、いつのまにか鳥が種を運び、去年はなかった植物が突然顔を出す……。自然はいつも流動的です。人間の呼吸もそうであるように、新陳代謝をしていることが生きているということなのだと思っています。品種が混ざっていくこともまた自然であり、そうしてときおり生まれる変異によって、環境の変動にも耐えうる可能性をつかんだりするので、生命体の生存戦略として見た場合にも有意義なことなのです。

そのように考えていくと、「在来種を守る」ことだけを目的にするのは少し違う気がしてきます。

もちろん、在来種の保存は、過去を知るためにも、これからの変動で生き抜くためにも必要なことです。だからといって、外来種が悪いものということでもないのです。

そうしてこれからも、環境に応じてより適正なものに淘汰されていくことは起こり続けます。

その一方で、在来種でしか成し得ないことがあるのも、たしかです。

在来種の植物たちは、その土地の魅力を代弁してくれています。

その土地の気温、降水量、日照時間、周りの動植物との関わり、はるかな時間をかけて積み上がってきた土などによって、その形、味、香りになっています。

その土地でしか採れない植物の存在は時折誰かの好奇心をそそり、一つの吸引力を生み出します。他にはあまりないものなので、他所《よそ》からの人を惹き付けたり、その土地の個性としてアイデンティティを形成していったり、そこに住まう人々の誇りにもなっていくのです。

在来種は栽培に手間がかかるという印象があるかもしれません。

しかし、いろんな農家さんの畑に行ってみると、在来種の方がのびのびと力強く生えていることもあります。本来、その環境に適したものが残っていくので、農薬や化学肥料がなくてもすくすく育ちます。逆に、他の目的に特化した品種を、違う土地で育てようとするから病気になりやすかったり、余計に肥料が必要だったりで、農薬・化学肥料が必要になるケースもあります。

そうして**多様な動植物が共存する環境の中で生きてきた植物は、生命力が強い。**

触れた時の力強さ、手折った時の香り、口に含んだ時に広がる野趣あふれる複雑な味わい。

見ているだけで、元気が湧いてきます。

すぐそばで生える色んな植物たちに負けないように。

深く根を下ろして。

嬉野の茶畑におうかがいした時に、在来種は育てるのに手間がかかるとか、弱いとかいった印象が変わりました。一般的に採用されているチャノキの品種・ヤブキタと、その土地の在来種の茶畑が隣り合っていて、在来種はつやつや健康的な葉がたくさんついているのに対して、ヤブキタは虫に食われたり、成長する勢いも少し弱いように感じました。もちろん、他の土地ではヤブキタが一番元気でいられる相性の良い環境もあるでしょうけれど、嬉野のその畑の場合はそこまで相性が良くなかったのかもしれません。考えてみれば日本も寒冷地から亜熱帯エリアまで幅広い環境があるので、一つの品種がどこに対して最善であるかどうかは難しい問題。

「植物は、自分が育つことができる場所を選んで生えてくる」ともいわれていますが、自然発生的に生えてきた植物たちを観察することで、その土地に何を栽培すれば良いのかの目安になりそうです。

その生命力の強さは、在来種だからなのか、無農薬・無化学肥料栽培だからなのか、新鮮だからなのか……。何に由来しているか特定することは難しいですが、複数の要素が入り交じりながら、食材のエネルギーは高まっています。

同じ理由で、私は化学的なものを栽培に使用しない作物をなるべく選ぶようにしています。理由は、端的にその方が、美味しいからです。もちろん、農薬も進化していて身体に残らないものなどいろいろ開発されています。それらを一概に悪いものと否定することはしません。ただ、不思議と（私の）からだは、ワイルドな食材を食べた時に「生きる喜びに満ちたおいしさ」を深く感じ取ります。それは生命力がチャージされたような、湧き上がってくるエネルギーと感情。ときどき、思わず手を合わせたくなったり、涙が込み上げてくるような時もあります。

私の中の生命力が呼応しているのでしょうか。

本能は、からだが本当に欲しい食べ物を見抜いているし、知っているに違いありません。

薬草で、本能が目覚める

多くの種類の薬草がありますが、それをたくさんの人に味わっていただいているうちに、あることに気づきました。

「体質に合うものは、おいしさや必要性を直感的に感じる」

tabelでは、名前も効能もわからない状態の薬草茶を数種類飲んでいただく「ブラインドテイスティング」のワークショップを開催しています。味わってみて、その時に一番「飲みたい」と思ったものを中心にブレンドしたり、お茶を淹れていきます。

そして最後に答え合わせをして、選んだお茶の効能を見ると、

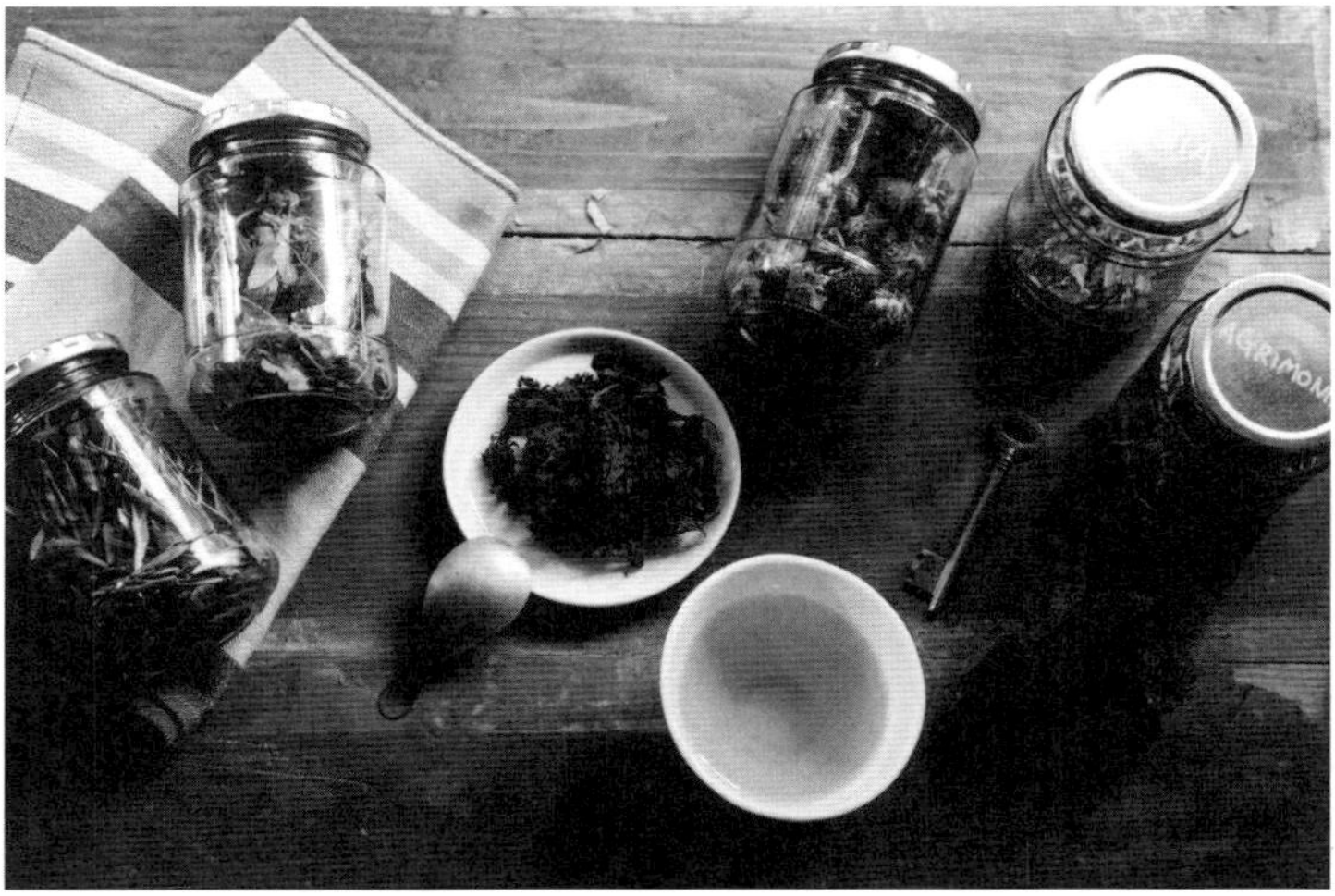

薬草茶ブレンド

「うわーーー、すごく思い当たります！　これが自分に必要だったんですね」
という人がどんどん出てきます。ときには「選んだのは全部、アンチエイジングでした（笑）」という方も。**自分が必要なものというのは、（一部の味を除いて）直感で選べる**のです。

最初にこのワークショップを始めた経緯は、頭でお茶を飲んで欲しくなかったからでした。

私たちの周りには情報があふれています。そしてその情報に振り回されてしまうことも往々にしてある。たとえば、赤色のキャンディはイチゴ味のように感じてしまうように、脳は意外と騙されやすいのです。

ですから、初めて飲むお茶でも「オリーブの葉」と材料がわかると、どうしても今までに食べた記憶のオリーブの味にひっぱられたり、情報から効能を予測して好き嫌いを決めてしまいかねないと思い、名前や属性や既成概念に捕らわれないテイスティングを考えたのです。

それが、思いも寄らない形で功を奏した結果となりました。

自分の体質を意識したり言語化したりする前から、自分の体質に合うお茶を「美味しい」と思って選んでいる人が多いということがわかったのです。

「美味しさ」も複雑な要素が絡み合い、さまざまな意味合いを持ちますが、一度整頓してみましょう。砂糖、油、旨味、塩味は、脳やからだがどんな状態であっても、思わず欲してしまう依存的な美味しさがあります。そこで、それ以外の味で美味しいと感じるもの（昔から食べ親しんだものは無性に食べたくなるという文化的要因もありますが）は、からだが求めているものではないかと仮説を立ててみたわけです。

実際に、私にとっては苦すぎて一口しか飲めなかったお茶も、そのお茶の効能と体質が合う（からだがそのお茶を必要としている）人がそのことを知らずに飲むと「たしかに苦いけど、意外と大丈夫」と、ぐびぐび飲める。これには驚きました。

嗜好が偏りを生んで体質を作るのか、からだが欲して特定の味を好むのか……どちらが先かはケースによってわからないときがありますが、食の嗜好と体質は思ったより深い関連がありそうです。

「生きよう」とするヒトの野生が、食材になっても失われていない野生を求めている。忙しいとうっかり聞き逃してしまいそうな、言葉になっていないその声を、しっかり受け取る余白の時間を時々持てるようにしたいなと思います。

風土に根ざすということ

「他所からもらってきた苗が、うまく家では育たなかった。」という経験はありませんか？　残念ながら、私はよくあります。特に、その植物が慣れていない土をいきなり敷き詰めてしまった時はよく起こります。

海外旅行や出張で、突然まったく違う食文化圏に行って、その土地の料理ばかり食べているると和食が恋しくなったり、お腹を下したりしてしまう。本来は、少しずつ慣れて適応していく必要があります。

急な移動は生命を脅かすほど負荷が大きい。それは人間にとっても、植物にとっても同じなのではないでしょうか。

生まれた土地のもの、長く住んでいる土地のものが、身体にぴったりと合う。「身土不二《しんどふじ》」という言葉もあるように、その土地で生きられるよう、その土地の食物を消化できるように、何世代も前から身体は順応しつづけている。

私たちは生まれてから、その土地の気候文化に適応し続けています。

それゆえに旅先の、特に食文化の違う土地で数日過ごすとお食事や水が合わなくなってくる時があります。私もヨーロッパの食事は大好きなのですが、三日ほど続くと油分の多さに疲れてきたり、常温の食べ物が基本の朝食に温かいスープが欲しくなったりしてきます。水質も違うので、髪はだんだんガシガシにこわばったり……。帰国してすぐ、「うどんが食べたい！　味噌汁が飲みたい！」と、身体が欲するのです。

これは日本人が旨味文化に接しているので旨味中毒（!?）になっているということもありますが、これまでに数えられないほど味わってきた「いつもの味」は、気兼ねなく身体が受け入れられます。ご飯にお漬物、豆腐の味噌汁といったおなじみの料理は何ものにも代え難い安心感を与えてくれます。

食べることは、命の存続に関わること。

普段はスーパーマーケットであれ、飲食店であれ、コンビニであれ、ある程度の安全を確保された中で暮らしているので、目の前の食材が危険かもしれないと疑う機会はとても少ない状態です。

しかし見知らぬ土地に行けば、当たり前のことが当たり前ではなくなる。気候などの前提が違うし、日々作られているからだの傾向も、平均の体格も違ったりする。気温や湿度の違いで汗をかく量も違うならば、必要な水分やミネラルの量も変わってくる。必然的にそれらは食文化にさりげなく組み込まれていく。

こういった違いは同じ国内、県内、むしろ集落単位でもあります。

生き抜くための知恵が、その土地にはもう培われているのです。

たとえば、山形県米沢市には天災・不作などのピンチの時に登場する食べ物・救荒食物についての手引きを記した『かてもの』という米沢藩が刊行した本が伝わっています。

江戸時代、度重なる大飢饉に苛まれていた米沢藩で、何とか民が食べて行けるようにと賢君と名高い藩主、上杉鷹山《うえすぎようざん》が立ち上がり、重臣の莅戸善政《のぞきよしまさ》が執筆したのが『かてもの』で、一八〇二年に大金をつぎ込み一五七五冊が刷って配られました。穀物に雑穀を混ぜてボリュームを増やす方法や、いつも食べている食材が手に入らない時の代用品として食用に用いることができる八〇種類の草木や果実の特徴と調理法が解説されています。当時は飢饉が起きた場合、栄養失調のためというよりも判別を間違えた食材を食べてしまって中毒死することが多かったので、それを防ぐのに功を奏したといいます。

今でこそ米沢織などの産業や、ブランドとして成功している農畜産物がたくさんある米沢ですが、厳しい時代を乗り越えてきました。その陰には、上杉鷹山の革新的な多くの取り組みがありました。今でも米沢の街の生垣はウコギの木でできており、新芽の時期にはお料理に使われ、いざという時には薬として活用できるようにしています。

「なせば成る、なさねばならぬ、何事も」という人口に膾炙《かいしゃ》している言葉を残した鷹山公について、米沢の人々はその名君主ぶりを称えて熱く語ってくれます。地元にも、また世界中にも、根強いファンがいて愛されつづけている鷹山公。彼が広めて根付いた知識と知恵はいざという時に力を発揮することでしょう。生き延びるための知恵は自活力となり、その地域の強さとなっています。

風土に根ざすということは、その土地の気候や動植物の生態系と向き合うこと。変動する自然環境の中で、柔軟に、そして安全に生き延びていくための知恵を持つこと。米沢藩の『かてもの』しかり、木の実が不作の「裏の年」があることに備えて、手間ひまがかかるがそんな時でも取れるドングリ料理が受け継がれている長野県木曽郡しかり。郷土料理は必然から生まれた、生きるための食べる知恵であり、古き時代の発見やアイディアを受け継ぎ、現代の社会や生活リズムに柔軟に合わせていけたらと思うのです。

スピーディに過ごす日々と、手間ひまをかけながらじっくり取り組む日々。こうしたメリハリをつけつつ、過ごしていく。文化は守るものではなく、必要に応じて立ち上がるものなのだと、腑に落ちました。

それではお待ちかね、次章からは実際にどのように薬草を毎日に取り込んだらよいのかについてご紹介していきたいと思います。

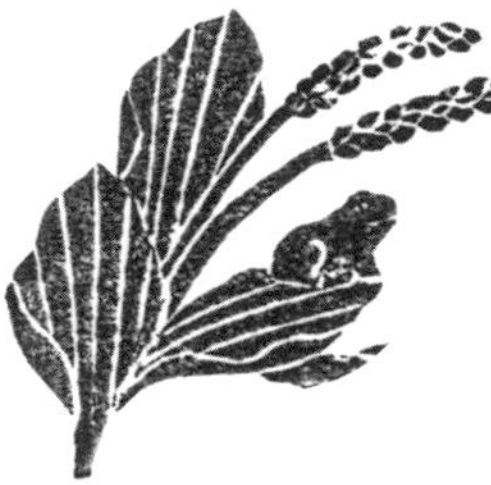

第2章 藻草について知っておきたいこと

どうやって薬草を取り入れるのか

薬草をどこで入手するか

まずは、とても初歩的ではありますが、生えているものを自分で採取する方法からお話しましょう。

採取する時にはまず、そこが採取してもよい場所なのかを確認してから行なってください。排気ガスや農薬の心配がないかといった安全性の目線と、その土地が誰のものかといった所有権の目線の二つからです。都心部に行くほど、自由に収穫できる場所が少なくて困りますが……。気軽に行けるところを見つけておくか、ベランダや玄関などに植木鉢をおいて栽培しておく（野草の苗などもネットで購入できます）のも手軽です。

そして来年の風景も思い描きながら、採る量を想定します。欲にかられて全部採ってしまうと、来年以降生えてこなくなってしまいます。そうなってしまっては、他の人にとっても悲しいですし、自分もまた新たに生えている場所を探さなくてはならないので大変です。来年もまた生えてきてくれるように、そして自分が使う分だけを欲張らずに採るようにしましょう。

一般的には、根っこを残して収穫するとか、目に見えている量の三分の一～二分の一は必ず残すなどが目安です。

手で摘めるものもあれば、イネ科のようにハサミがないとなかなか切れないものもあります。うっかり怪我をしそうな鋭い草も生えていますし、私はなるべく軍手をはめて採るようにしています。クマザサなど、たくさん採る時は草刈り鎌などがあると便利です。手を切らないように十分気をつけてください。熊本県の農家さん曰く、利き手で鎌を持ち、反対の手で草を握る時に手の甲を自分の方に向け、親指が下になるようにすると手を切りにくいとのこと。やってみると、手の位置が見えやすいですし、意識しやすい親指が切る部分と近づくので、たしかに「切らないように」という意識が高まる気がします。

収穫したものは袋に集めても構いませんし、カゴなどに入れると通気性が良く、気分も上がります。お茶農家さんは、摘んだ茶葉を入れるカゴの形によって、仕上がりのお茶の味が変わると教えてくれました。カゴに入っている間のわずかな乾燥や蒸れも、味を左右する調理工程の一つになるようです。少量なら腰につけるカゴ、多めなら背負うタイプのカゴなども便利です。両手が空きますし、どこに置いたか探す手間が省けます。

採取の時期など

植物には、採取に適した時期があります。

食べ物として枯れ木や落ち葉を選ぶことがあまりないように、やはりいただくのは生命力に溢れたものを選びたいところ。ですので、使用したい部位に一番生命力が宿っている瞬間を見計らって採取します。

たとえば、根っこの部分を使いたいのなら、秋や冬、根に生命力をためて越冬の準備を植物が始めている時期に掘り起こします。新月の日もひとつのポイントになるかもしれません。というのも、その日には下部に生命力が移るとされる伝承もあり、根菜類を新月の日に採るようにしている人がいるからです。逆に、満月の日には地上部へ生命力が移動すると言われ、スリランカでは晴れた満月の夜にしか摘まない特別な紅茶もあったりします。

花は蕾がふくらんで、今にも咲きそうな時がピークです。花が開くと香り（成分）もどんどん飛んでいってしまうのですが、あっという間に咲いてしまうので蕾だけを狙うのは難しいですね。開いた花であれば早めに摘みましょう。

葉っぱはヨモギなどのように繊維も弱くてアクの少ない新芽の時期に摘むものと、イチョウなどのように生い茂るピークの七〜八月ごろに収穫するものがあります。

どちらにするかは用途や味などで決めてしまってよいかと思いますが、紅葉して弱ってしまう前の緑が鮮やかな時期に収穫しましょう。

また、山形県の名産であるベニバナの花は、夜明け頃に摘むと言われています。それはベニバナの持つ棘が、朝露で湿って柔らかくなっている時間帯が選ばれるためです。ベトナムの人がハスの花をお茶のために収穫する時も、早朝を狙って花の蕾を採ることで、香りを余すことなく茶葉に移すのだとか。そういった周りの環境や使い方によって、季節や時間帯を選ぶのも一つです。

じっくり植物たちを見ていれば、生き生きしている瞬間は伝わってくるので、それぞれの旬を覚えていなくても自然とわかるようになってくると思います。

そんな最高潮の時期の植物の命をいただくのですから、感謝をしながら手折り、大切に扱って、余すことなく活かしきりたいところです。あなたのからだの中で生命力となり、元気をもたらしてくれるはずです。

薬草を取り入れる方法——注意点

薬草をからだに取り入れる方法は、それぞれの植物によって違います。

後ほど第3章ではお茶として飲む方法を中心にご紹介していきますが、含有成分などにより、食べて吸収する、あるいは薬酒として飲むなどの方法でからだの中へ取り入れるのが良いものや、アロマ成分として鼻の粘膜から直接血液へと吸収させるもの、食用と同じく煮出したり、焼酎につけたりしたものを口から体内に取り入れずに、トラブルのある皮膚の部分に当てるもの、入浴剤として使うものなど、さまざまに分かれています。

自然から採ってきたものを使う場合は、摂取する前に必ず、その薬草が目的に沿ったものであるか（他の薬草と間違えていないか）、入念にチェックしてください。

劇的に危ない三大毒草（トリカブト、ドクゼリ、ドクウツギ）は、最低限覚えておきましょう。それらと間違えやすいセリやニリンソウも、はっきりと見分け方を覚えるまでは控える方が無難です。

判別のつかないものはむやみに口に含まず、最初はヨモギやドクダミなどのわかりやすいものから採るか、野草・薬草に詳しい人と採取しましょう。図鑑等により植物の同定と使用方法の確認を丁寧に行ったうえで、使用することをおすすめします。同定におすすめなのは『花と葉で見わける野草』(小学館)が、一番使いやすいと思います。花から同定したい時は『色で見わけ五感で楽しむ野草図鑑』(ナツメ社)が見つけやすいです。

あとはGoogle画像検索で植物の特徴を打ち込んで写真からアタリをつけて元の記事で名前を見つけるということもよく試しています。神奈川県立生命の星・地球博物館のホームページの植物検索ページなども便利です。

一見区別がつかないのが、ふきのとうとハシリドコロ、セリとドクゼリ、ニラと水仙などです。どんなに長年野草を採っている人でも、必ず花が咲いたりして明らかに判別できる状態になってから摘んでいたりします。中毒事故も起こっているので、くれぐれも十分にご注意ください。

それぞれの植物に適した使用方法は長年の歴史の中で経験的に研究・検証されてきました。その中でまれに食用にも、飲用にも、お肌のケアなどの外用にも、草木染めにも使える、活用範囲が豊富なものがあります。

たとえば、ヨモギや月桃がそうです。

ヨモギは春の柔らかい新芽を草餅や天ぷらにして食べることでもおなじみですが、沖縄ではフーチバーと呼ばれて野菜のように扱われており、日常的な汁ものなどにも使われます。これは本州のヨモギとは少し違ったニシヨモギという種類で、苦みがやさしいからこそ汁ものなどの調理にも合うのです。

一方、反対側の北海道に生えるエゾヨモギ（オオヨモギ）は、アイヌ民族の女性に古くから愛され、焼酎漬けにしたものが化粧水として使われてきました。他にも、滋賀県では乾燥させて繊維を取り出し、もぐさとしてお灸にしたり、蒸してから乾燥させたヨモギを詰めた座布団を作っている地域もありました。

鳥取県の大山神社では七月に神職さんが大山の凡字池付近でヒトツバヨモギを採集して、参拝者に振る舞うなどお祭りに使われるケースもあります。伝統的にヨモギにはある種の魔除けや厄払いの力があると考えられてきたということが背景にあると思います。

ヨモギの活用は日本に留まらず、韓国ではヨモギ蒸しというサウナで産後ケアをするなど、世界各地で愛されています。

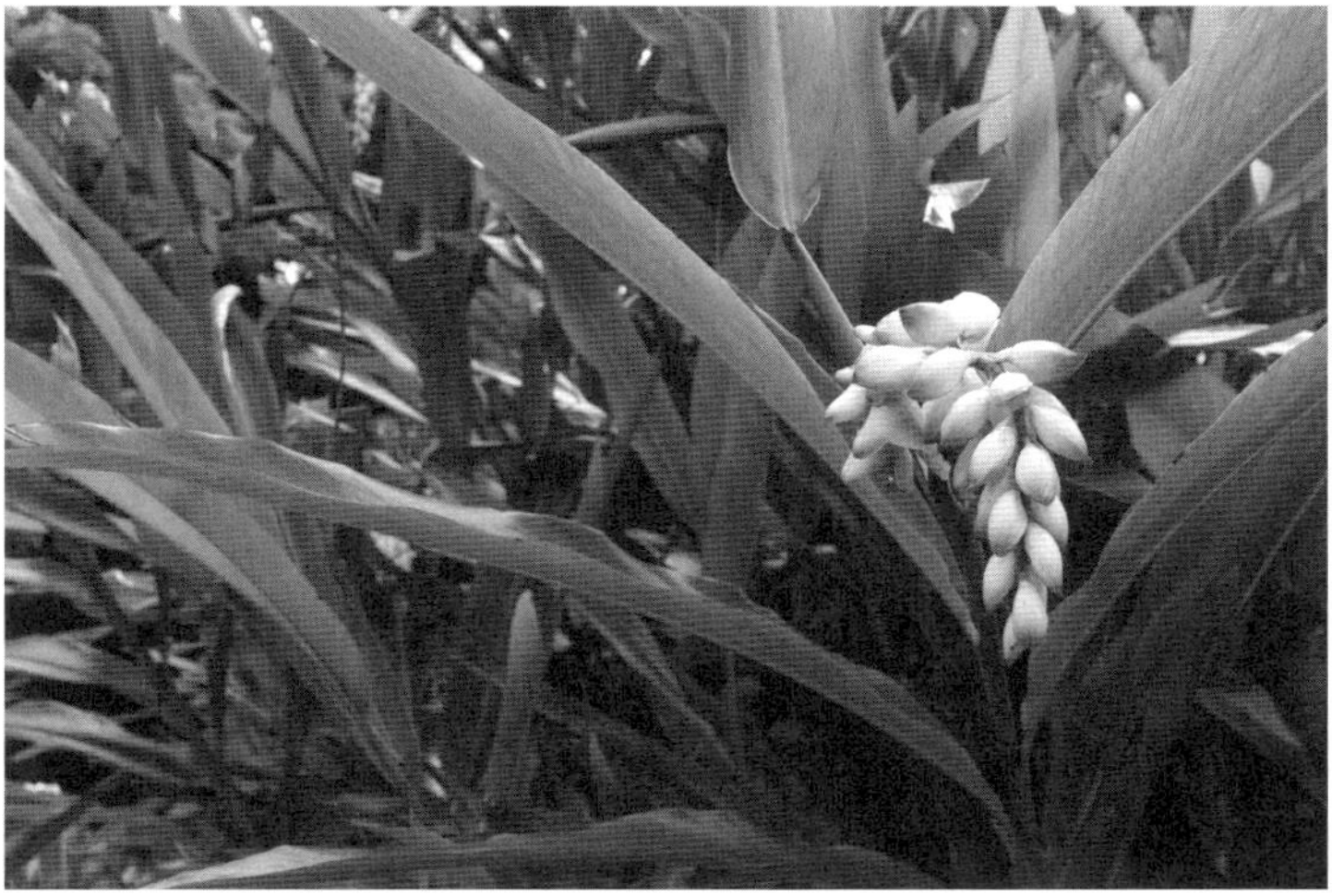

月桃の花。沖縄の子供たちは蜜を吸ったりして遊ぶのだとか

月桃の場合は繊維が強いので葉っぱをそのまま食べることはしませんが、香りが良いので月桃の葉をお餅やカステラのようなお菓子に巻いて蒸したり、料理の盛り皿に敷いてから盛りつけたりします。月桃のもつ殺菌効果も発揮できるため、暑い沖縄では持ち運ぶお料理にそっとお守りがわりに月桃の葉を添えたりもしました。その名残はときどき見かけることができ、ジューシー（沖縄の炊き込みご飯）のおにぎりを港の売店で買った時も小さな月桃の葉の切れ端が一緒にラップでくるまれていました。

入浴剤や蒸留水にした時も、殺菌効果がアトピーの症状をケアしたり、豊富なポリフェノールが化粧水としてお肌に働きかけてくれたりします。その繊維の強さを活かして、食用以外にも座布団や籠などの編み物を作ったり、和紙を作ったりもできます。

また、葉を二〇分ほど煮込んでいくと、だんだん甘い桃のような香りが立って可愛らしいピンク色の抽出液となり、綺麗な桃色に布を染めることができます。

薬草は有効成分が苦みを持つことも多いので、食用にできる薬草は、天ぷらにされることが一般的でした。油の特性で苦みを感じにくくなるからです。

お湯で煮詰めただけでは出てきにくい成分もあるので、アルコールで漬け込むということも、古くから行なわれてきました。傷薬を作る時などは、アルコール抽出したものをよく用います。

たとえば切り傷にはオトギリソウのアルコール抽出液を、虫さされにはヘビイチゴの全草(根、茎、葉、実など、すべての部位を含めたもの)の抽出液などが使えます。在来ハーブだけでなく、西洋のハーブも同じようにして使えます。化粧品用のスプレーボトルに入れて常備しておくと、雑菌が入りにくくてとても便利です。

その他、歯磨き粉にも薬草は使われます。

はこべなどの歯のケアに良い薬草は、塩などと混ぜて歯磨き粉になっていました。またウコンをオイルに漬け込んだもので、口内をしっかりクチュクチュとゆすぐと殺菌効果も強いので歯周病予防などにも役立ちます。ウコンの黄色は、歯を着色したりはしません。

薬草の使い方

生で使える薬草、下処理が必要な薬草

まず、飲食を考えた時に、薬草はそのまま使えるものもあります。たとえばシソ科の薬草（赤紫蘇、カキドオシなど）はそのまますぐに使えるものが多いです。お水に数時間漬けてハーバルウォーターとして楽しむこともできますし、乾燥していないものでもお湯で煮出してお茶にすることができます。余談ですが、シソ科の植物は、みんな茎が四角くて香りが良いので見分けるのも簡単です。

ドクダミやヨモギなど、えぐみがあったりするものは一度乾燥させてから使うと美味しく

いただけます。ヨモギの場合は、一度蒸してから乾燥させると色も綺麗に仕上がり、殺虫殺菌もできるので、数か月以上など長期保存する場合には一手間かけておくのがオススメです。えぐみやアクも成分の一つ。薬効が強いものは成分が強いということもあるので、そのまま食べても美味しくないこともあります。取り入れたい成分はしっかり残し、除きたい味や成分は除くようにしましょう。そして美味しく食べられる方法を選びます。

おいしい食養生のすすめ

「美味しいものって、からだに悪いんじゃないの？」

と、五〇〜六〇代の男性に言われることがたまにあります。

それはきっと、霜降りのお肉とか、甘いお菓子やジャンクフード、お酒などを過剰摂取するイメージなのかもしれません。とはいえ、どんな食べ物や料理であっても、食べ過ぎると体に障ります。身近な塩だって、砂糖だって、水だって、致死量が存在するのです（といっても、とてつもない量なので、食べきれませんが）。

でも、からだに良くて美味しいものもたくさんあります。

世界一のレストランに何度も輝いたデンマークにあるNOMAのお料理が、自分たちの身の回りにある食材に改めて着目し、塩や油や砂糖を抑えに抑えて素材の味同士のバランスで味を構成するという新しい美味しさを提示したように、「美味しい」の感覚が多様になり、よりプリミティブな方向へ舵をきっています。

疲れや病気でヘロヘロになっている極限状態でいただく一杯のお粥が身体中に染み渡るように、滋味深いおいしさ。

切り口から水分があふれてくる採れたて野菜の、みずみずしいおいしさ。

野山で食べた果実や木の実の香りがするジビエ（野生の鳥獣）の、パワフルで清らかなおいしさ。

そんな美味しいもので健康が作れたら、最高です。

「滋味」が心と体に染み渡る、そんな癒しの食卓が、有限の人生、有限の食事回数の中で少しでも多く持てたなら。大切な人が疲れた時、病んだ時に、差し伸べてあげられたら。

お食事は毎日のことだから、負担は少なく、そして美味しいものでないと続かない。

「美味しい」「美しい」ということはとても大切で、薬膳という言葉の定義にも、「味、形、色が良いこと」も明記されています。

健やかでおいしい食卓。この食生活のアップデートがどう起こるのかが、私にとって最も興味が湧くところであり、西洋の栄養学と東洋の薬膳学を融合しながら提案することが人生のミッションだと思っています。

そんな理想的な未来の食卓へは、食品の中でも抜群にパワフルな栄養成分を持つ薬草たちが、ショートカットで連れて行ってくれます。

癒しの根源には、いつもハーブと水がある。
世界中の養生を調べてきて、そう確信しています。
だからこそ美味しい食養生の入り口として、薬草茶を提案しています。
手軽でシンプルな習慣は、無理なく始めて、継続できる。

かつて管理栄養士だったころ、私は食事を提案することの難しさを感じていました。
なぜなら、食生活を変えるのは、人間にとって一番難しいことの一つだからです。野菜を食べないといけないとわかっていても、外食で選択肢が少なかったり、忙しくてスーパーへ買い物に行く時間が取れなかったり……自分だけではどうにもできない要因も多く、暮らしを変えるのは至難の技です。

しかも、料理はハードルが高い。苦手意識のある人もいるし、献立を考えるところから買い出し、調理、片付けまでタスクが多く、多少の設備や調理器具や器、カトラリーも欲しい。簡単な料理を提案しても、毎日続けるどころか、挑戦すること自体が難しい人もいるはず。

でも、お茶で健康を手に入れられるとしたら……？

お茶は、茶葉に水やお湯を注ぐだけなので、どんな人にでも簡単に淹れられます。ティバッグさえあれば、オフィスにカップの用意や給湯室がついていることは多いし、お湯出しや水出しですぐ作れます。オフィスにお湯も水もなかったとしたら、コンビニでペットボトルのお水を買って、ティバッグを入れて半日置いておくだけでも良いでしょう（手で茶葉を触ると雑菌が繁殖することがありますので、清潔なお箸などで入れて、冷蔵庫で保管するのをお勧めします）。とにかく手軽です。

そしてお茶なら、一〇時の休憩、一二時のお昼ご飯、三時のおやつ……と一日のサイクルのなかで嗜好品として食事や休憩とセットにして飲むことができます。

そこで薬草茶を食事を変えるファーストステップにする、ということを考えはじめたのです。

まずはお茶から、はじめてみませんか？

いつも飲んでいるお茶を、よりふさわしいタイミングに飲むようにすることからでも構いません。

抽出液を飲むだけで、注意を向けてみると、ぽかぽかしてきたり、お手洗いに行きたくなったり、からだがお茶に反応しているのを感じられるはずです。

そしてお茶を選ぶ時に、ふと自分のからだに立ち返って、

「今、冷えてるかな。疲れてるかな。不調なところは何かないかな」

と、意識を向けてみていただけたら、あなたの食養生スイッチがカチリと入るはずです。

小さな一歩ですが、温かいお茶は胃腸も温めてくれる。薬膳でも、まずは胃腸の調子を整えるところから始めます。消化器官が弱っていたら、せっかく採った栄養素もちゃんと吸収しきれないですから。

冷えすぎていない、常温以上の温度の飲み物を飲む。できたら温かいお茶で、一服。からだも心も、ほっとする時間。

養生の一歩目はお茶から。

我が家の薬草茶薬箱

まずは、二種類のお茶を揃えます。たとえば、癒し系と元気になるもの、クールダウンさせるものと温まるものなど、性質の違うものを選んでストックしておきます。もちろん数が多い方が選ぶ楽しさが増えますので、お茶が好きな方は三種類、五種類とどんどん増やしてみてください。

我が家では、お茶として飲む他に、チンキ剤（アルコール抽出したもの）や、オイル漬けにしたものなども常備しています。お酒が好きな方は、薬酒にしても美味しいと思います。

ご自身が必要だと思われるものを、ぜひストックしてみてください。

❖お茶の効能リスト

―温まる系―　ヨモギ、当帰、赤紫蘇茶、紅茶、生姜茶など

―癒し系―　はすの葉、ハブ茶、ビワ茶、金木犀の花茶、プーアル茶など

―リフレッシュ系―月桃茶、クロモジ茶、ジャスミン茶など
―デトックス系―麦茶、ハトムギ茶、緑茶、ドクダミ茶、スギナ茶など
―活力系―オタネニンジン（国産薬用人参）、コーヒー、緑茶など
―記憶力上昇系―イチョウ茶

❖その他、チンキ剤
―傷薬―チドメグサ、オトギリソウなど
―かゆみどめ―ヘビイチゴ

特におすすめしたい薬草の詳細は、第3章でご紹介します。

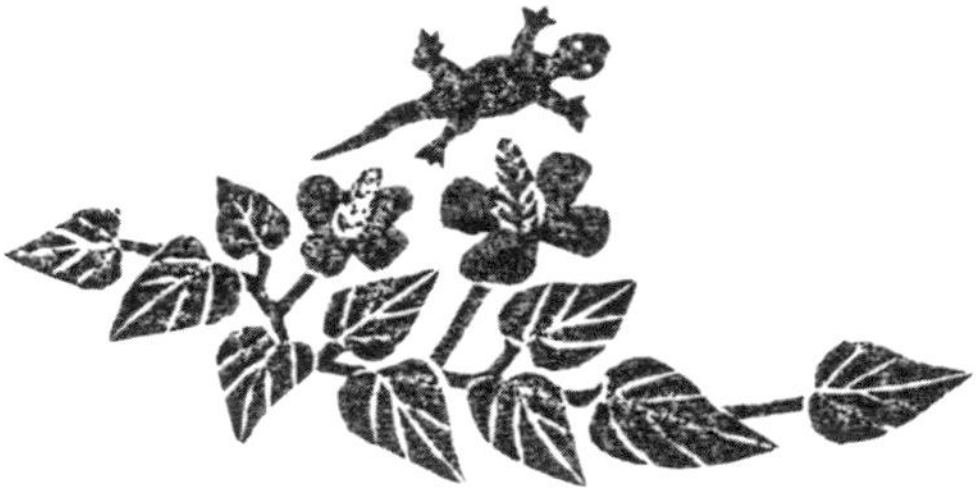

第3章
薬草茶でからだを慈しむ

薬草茶をお家で作ろう!

干す

「薬草茶葉を作るのは、部屋の片隅で乾燥させるだけで良いんですよ」と、ワークショップなどでよくお話ししています。実は、ハーブティを作るのはとっても簡単。私たちのご先祖さまも、薬草茶やハーバルウォーターを作って日々の食卓を楽しんでいました。

薬草茶の茶葉づくりで一番基礎となるのは「乾燥」です。

ものによって日向《ひなた》で乾燥した方が良いものと、日陰で乾燥した方が良いものがあります。揮発性の香り成分を持つものは日陰で干すのがおすすめなのですが、私は陽の光に当てると「日向臭《ひなたしゅう》」というお日さまの臭いが移ることがあるので、葉っぱものは日陰や室内で干すようにしています。

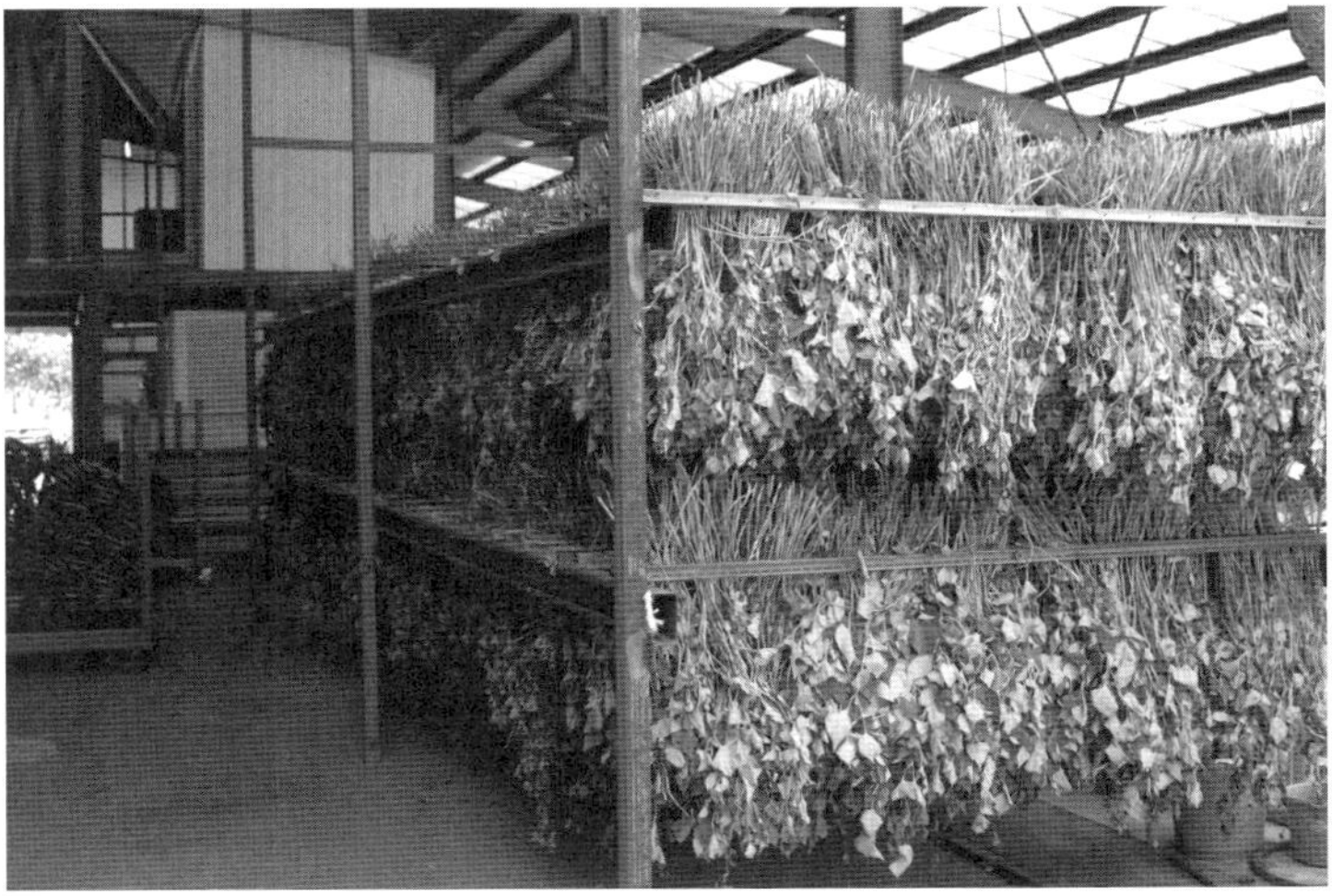

薬草は乾燥させて使う（霧島）

葉っぱを広げて乾燥させると場所をとってしまうので、ドクダミや赤紫蘇などは茎ごと刈り取り、花束のようにくくって逆さ吊りにして乾燥させると嵩張《かさば》りません。なぜ逆さ吊りにするのかなと思っていたのですが、逆さにした方が、葉っぱがポロポロ落ちにくいと、とある由緒正しき古民家を管理している方に教えてもらいました。葉先から根元に向かって力を加えると、葉っぱは簡単に取れるので、ローズマリーの葉を料理で使うときも、その方向でしごくと簡単に枝から離すことができます。逆の方向にしごいても、なかなか葉が取れません。ですので、葉の落ちにくい方向に重力がかかるように逆さに吊るしておくと、葉が落ちにくいのです。確かに、そよ風に揺られるぐらいではビクともしません。

数日後、手で握るとパラパラと粉々に崩れるくらい、しっかり水分が抜けたら完成です。

枝や幹のチップ、実などの乾燥に時間がかかるものは晴れた日が二〜三日続きそうな時に、ぽかぽか日光浴をしてもらって乾燥させます。ザルなどに乗せて通気性を良くし、風通しの良いところで。枝なども手折ってみて、パキッと乾いた音で折れたなら完了。お好みで油気のないフライパンやオーブンなどで焙煎香が立つまで空炒りしても、香ばしさが加わって美味しいですよ。

とにかくいそいで乾燥させたい時は、電子レンジで数十秒かけたりする方法もあるのですが、少量ずつしかできず手間もかかるので個人的には自然乾燥させる方が好きです。のびのび育った野草たちを急かさず作ることで、自分の心もゆったりと過ごすことができます。時間がかかる分、準備や段取りを覚えていくことも大事なレッスンかなと思っています。

煎じる

昔ながらの薬草茶の淹れ方が、「煎じる」です。弱火でじっくり煮詰め、栄養成分をしっかり出し切る方法です。

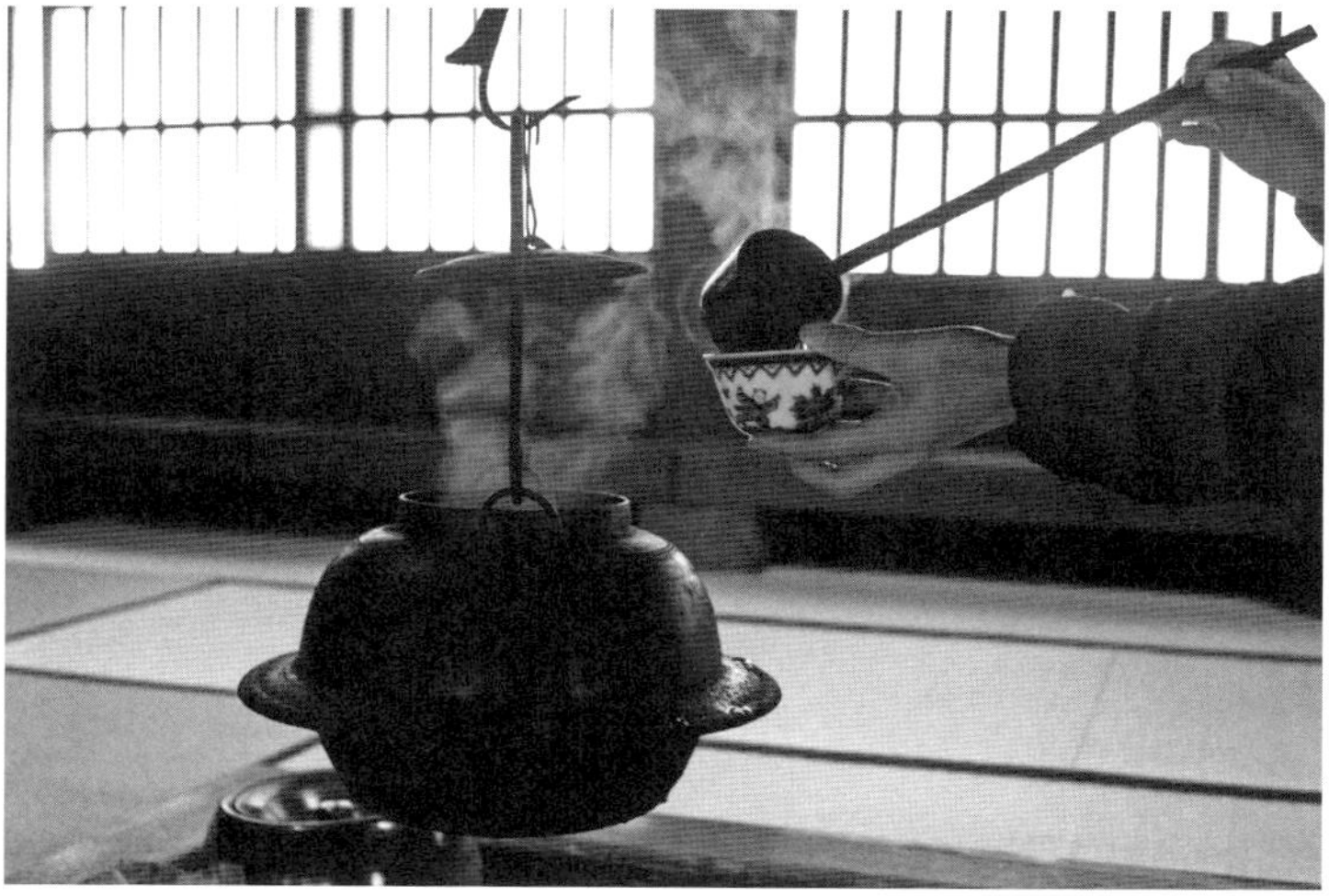

昔ながらの茶釜でお茶を煎じる

一人当たりの一日分のレシピは、茶葉大さじ三と水六〇〇ccを小鍋に入れて火にかけ、沸騰したら弱火にしてお湯の量が半分になるくらいまで煮詰めます。湿度や火力、仕込む量や鍋の種類で加熱時間は変わりますが、一五～二〇分ほどが目安でしょうか。枝や根、サルノコシカケのような固いものはもう少し長く、三〇～四〇分ほど煮出しています。この一日分のものを、一回で飲み切ってもよいですし、朝昼晩と数回に分けて飲んでも構いません。ご自身の取り入れやすいタイミングからはじめてみてください。

厳密には植物によって茶葉の量や水の量、煮込む時間も変えますが、それは別の機会にご紹介します。

時間がかかるのでまとめて仕込みたいところではありますが、香りが飛んだり成分が変わったりするので一回で一〜二日分を作るのがおすすめです。できたての温かいものを飲んだ方が消化器官も温まるので、よりからだの機能を整えてくれます。出かける準備をしながら、読書の合間に、お風呂を沸かす合間など隙間時間を利用して作ってみると、煮出す時間も苦になりません。上がってくる湯気にも薬効成分が含まれるので、たまに顔や手をかざしてハーブスチームのようにしたり、部屋中に広がる香りを楽しんでください。

焙煎する

「乾燥させた茶葉を、飲む直前に炒ってからお茶を淹れるけぇ、香ばしくて美味しい」

島根県弥栄《やさか》へお邪魔した時に、集落のお母さんに炒る美味しさを教えてもらいました。この街では、ハブソウというマメ科の薬草がたくさん生えるので、自家用薬草茶にするために採集、乾燥、カットをしておかきの缶に詰めておき、飲む直前にフライパンなどで炒るそうです。マメ科だということもあり、焙煎の香ばしさが美味しさを引き立てます。

家庭なら、まずはフライパンでやってみましょう。

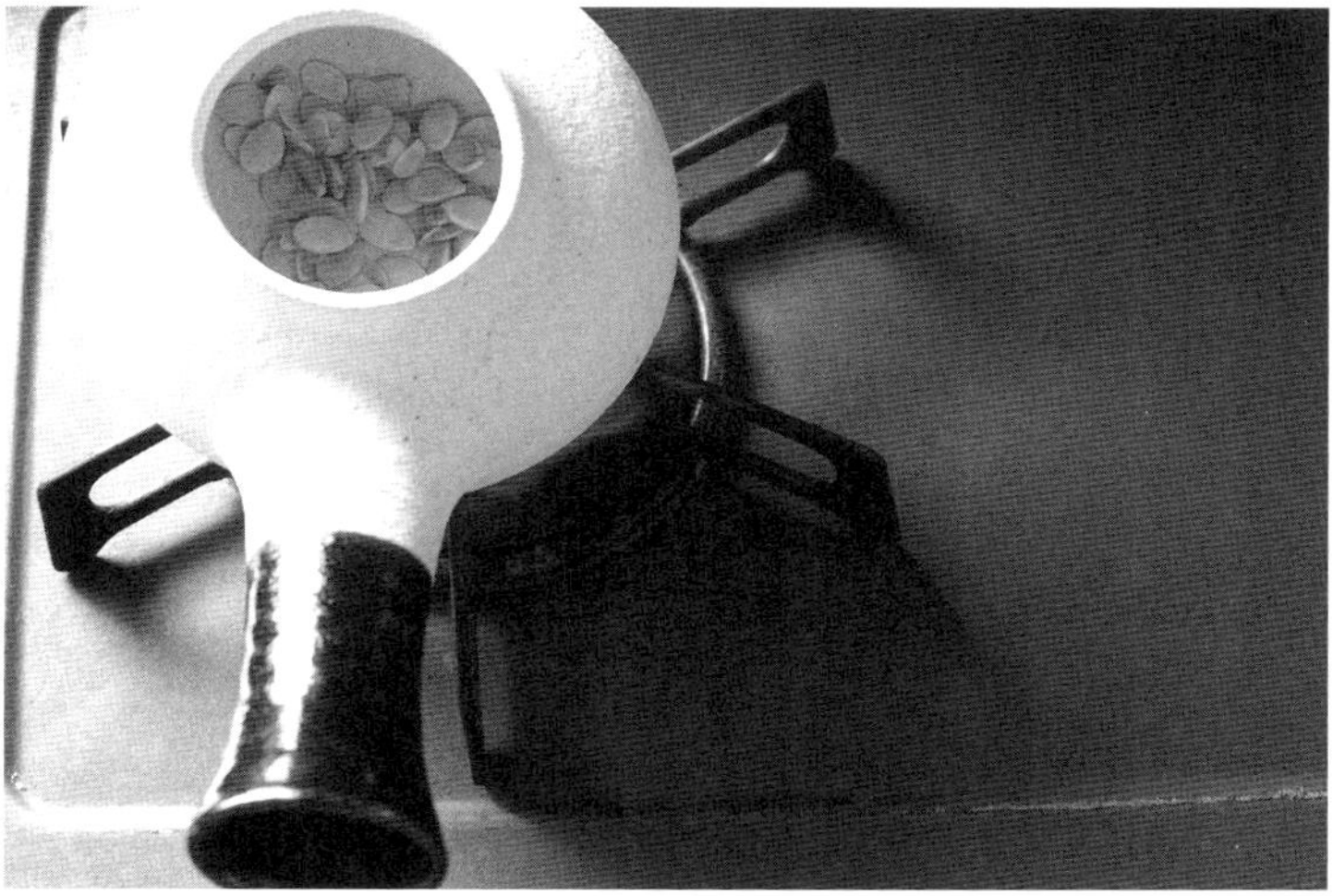

教えてもらったかぼちゃの種茶を作る

鉄のフライパンは熱伝導が良すぎて焦げやすかったり、ムラが出やすいので、テフロン加工のフライパンなどの方が失敗しにくいかと思います。弱火〜中火でじっくり加熱し、常にかき混ぜて全体的に火が通るようにして香りが立ったら火を止めます。フライパンの中に入れたままだと加熱が進むので、他の容器に移してから粗熱をとりましょう。もっと多めのお茶を温度管理しながら炒りたい時は、ホットプレートなどを使用すると便利です。

焙煎の道具は色々あるので、フライパンでは物足りない方は焙煎の道具にこだわってみてはいかがでしょうか。ゴマなどを焙煎する焙烙《ほうろく》（個人的には美濃焼の

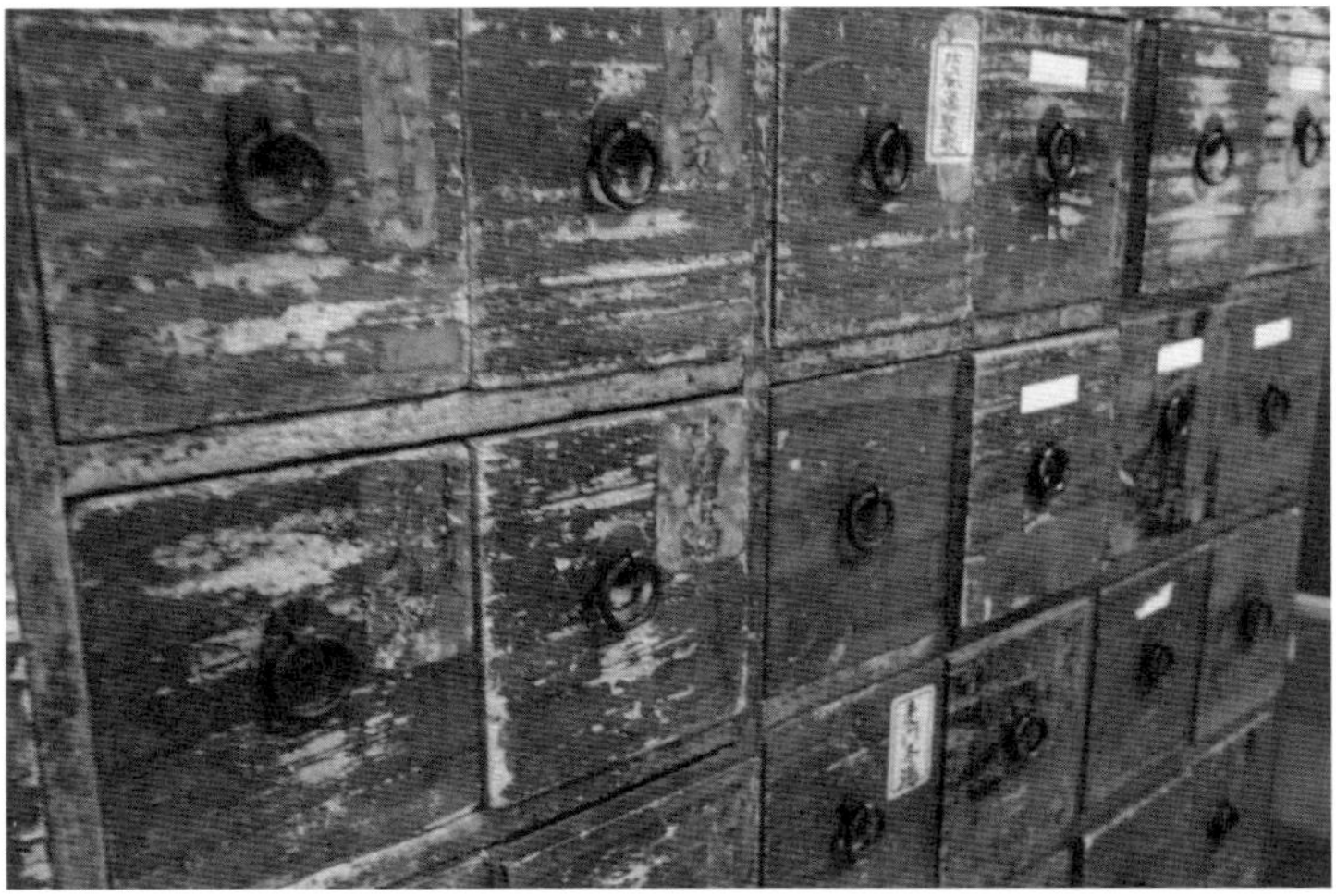

薬（草）は乾燥状態を保てる薬箱に保管される（会津）

ものが可愛くて好きです）は、家庭のコンロにかざして手で振りながら火を通します。取っ手から中身を取り出せます。その他、コーヒーの焙煎グッズを応用できるので（匂いが移るので、兼用はおすすめしません。もしくはしっかり洗浄してください）、私の父が空き缶を改造して作ってくれた焙煎機も愛用しています。

炒りすぎると焙煎の味しかしなくなったり、苦味が出たりするので、お好みの焙煎加減を探してみてください。個人的には植物そのものの個性が残るような、浅めの焙煎がお気に入りです。ぜひ、ほうじ茶や番茶からでも挑戦してみてください。

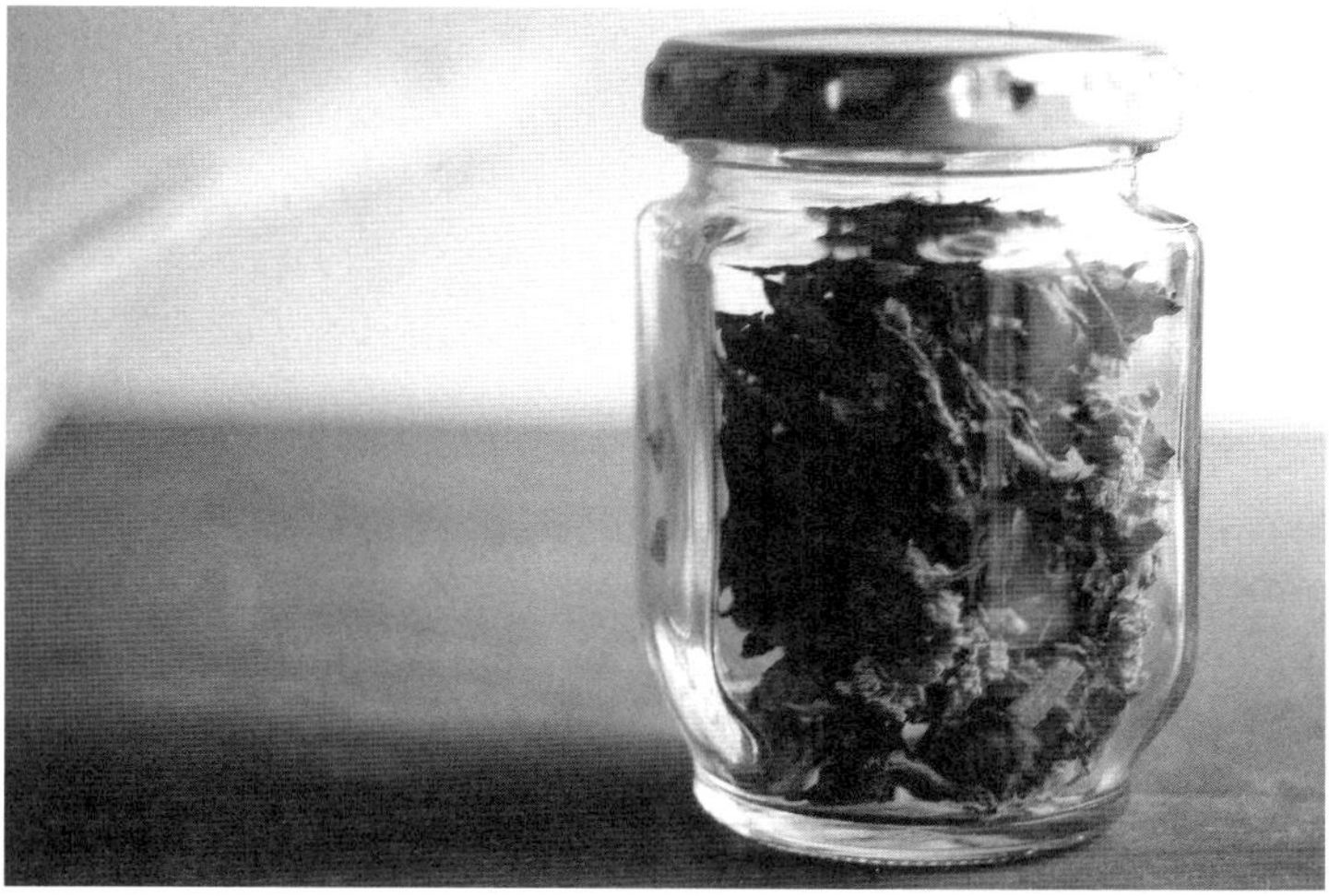

アイヌのお母さんにもらったナギナタコウジュのお茶

保存の方法

乾燥茶葉はうまく乾燥と保存ができれば一〜二年ほどは持ちます（でも、せっかく一年に一度収穫できるので一年で使いきれる分になるように私は調整しています。余ったり古くなったりしたものは、お風呂用にしちゃいましょう）。

茶葉は湿度と光、酸素が苦手です。

保存のコツは、なるべく空気を抜いて、風通しが良くて湿度の低い、日陰を選んで置き場にすることです。

乾燥した草木というのは虫にとっても心地の良いベッドとなりうるので、虫さんが近づかないようにビン、缶、ジッパー付きの袋などで護ります。もしあれば、乾燥剤もお守りがわりに入れてみましょう。基本的に、二～三週間で飲みきれる分は茶筒やビンなどに入れてダイニングやキッチンの手に取りやすいところに置いています。

それより長く保存するものについては、日本は湿度が高い場所が多いので、ジッパー付きのビニール袋などでしっかり空気を抜いて密封し、風の通りやすい直射日光のあたらないところで休ませておきます。

薬草茶、一日のレシピ

薬草は日本だけでも三五〇種類以上が自生していますが、全部を覚えるのは大変。手に入れやすいもの、自分や周りの人のからだの状況や季節に合ったものを二～三種類見つけて、実際に使ったり飲んだりしていき、徐々に使った経験のある「おなじみの薬草」を増やしていくのが一番覚えやすい方法です。

薬草茶は基本的に好きなタイミングで飲んでいただいて大丈夫なのですが、寝る前は利尿作用の少ないものやカフェインなどの覚醒作用の少ないものにしたい、などといった、飲むのによいタイミングがそれぞれあります。

私がよく飲んでいるタイミングは三回あります。

まずはからだを目覚めさせていくために朝に一杯。息抜きしたい仕事の合間にもう一杯。そして、家に帰ってきてからお風呂を沸かす間のほっと一息つく夜の時間です。

からだのリズムも考慮しながら、生活習慣に取り入れやすいタイミングからはじめてみてはいかがでしょうか。

朝の穏やかな目覚めに

朝が苦手な人、即座にぱちっと目覚められる人、いろいろな体質の人がいます。私は朝が弱いタイプです。なかなかこれまで過ごしてきている生活ペースは変えにくいですよね。

意識の目覚めが、一般的に「起きた」という状況ですが、実はお腹の目覚めを意識すると、からだのコンディションを捉えやすくなります。

普段の食のリズムはからだのリズムの元になっています。その人の消化力にもよりますが前日の夜何時にご飯を食べ終わったかによっても、胃が目覚めるタイミングも変わってきます。意識が眠りから覚めるタイミングを気にかけるように、消化器官のリズムにも時々、注目してあげてください。

胃が目覚める、というのはぐるぐる動き出してお腹が空き、消化の準備ができている状態です。人によってからだが眠りから覚めるタイミングで胃もすでに活動し始めていたり、起きてもお腹がすかなくて胃が目覚めるタイミングが遅かったりする人もいます。

ですから、個人的にはお腹がすいていないのに無理にしっかりとした朝食を食べなくても良いのではないかなと考えています。そんな時はお味噌汁やお粥、あっさりしたスープ、お茶、あるいはお湯でも良いのですが、目が覚めたら消化にやさしく温かいものをとってあげると、お腹が重たく感じられる時もゆっくりと胃が目覚めて、ぐるぐる動き出したり、お腹が空き始めるようになります。

最近では体を見つめるためにファスティング（断食）を行われる方も増えてきています。ファスティング（断食）の前後では、日常の食生活とのグラデーションをゆっくり作るために、消化にやさしい「回復食」を取り入れます。そうした回復食は胃腸が弱ってしまうとき、病気のときでも食べられるものが多くあります。病気とまでは言えなくとも、日常生活の養生として回復食を組み込むことで、特に疲れやすい方、お肉などの脂っこいものが食べられなくなった胃腸がくたびれている方、虚弱傾向にある方にとっては、楽に食事から栄養を補給することができるようになります。

私自身、胃が弱い方なので、食べられるときは朝ごはんに具沢山のお味噌汁、お粥や茶粥、果物などを。もう少し軽くてよいなと思う日は、**自家製ミューズリー**を豆乳で数分炊いたものや温めたジュース、果物で済ませたりしています。もともとミューズリーはスイスで病人食としても食べられていたので、まさに回復食といえます。

ミューズリーは、オートミールなどのシリアルにドライフルーツやナッツを加えたもの。蜂蜜などの甘さを加えていないグラノーラのようなものです。

❖ミューズリーの作り方

1　―　オートミール（シリアル）をフライパンで二〇〜三〇分ほど弱火で炒め、粗熱をとる（グラノーラにしたい時は、炒める時に途中で蜂蜜を入れます。お好みのオイルを加えても良い）。

2　―　お好みのナッツやドライフルーツをたっぷりまぜる。量もお好きなだけで大丈夫ですが、ビタミンや良質な油分がとれるので多めに入れちゃいましょう。贅沢に、オートミールと同じ量ずつ加えたりします。クコの実をたっぷり入れるのもおすすめです。

清潔な瓶などで保管しましょう。

3 ― 食べる時は、牛乳やヨーグルトと合わせるのが一般的ですが、温かいものを食べた方が胃腸の負担にならないので、牛乳や豆乳とミューズリーを軽く煮て食べています。お好みで蜂蜜を加えてください。

昼食時や夕食時に食事のコントロールをしようと考えても、仕事で家から出てしまっている上、会食が入ってきたり、仕事の状況によって時間が不規則になってしまったり、制約も多くなってしまうので、なかなか難しいです。

まずは、比較的自分のペースで行ないやすい朝食から取り組んでみてください。ご自身の消化力と相談しながら自分にあった食事とは何だろうかと考えて、実験的に試していただければと思います。地道ですがこのことは食生活を個人に最適化していくのに大切な工程です。ぜひ楽しみながら挑戦してみてください。

朝は栄養素の吸収率が上がっている時間帯なので、ビタミンやミネラルを多く含むものや取り入れたい栄養を多く含むお茶を摂ったり、むくみが出やすい方は利尿作用のあるお茶を選ぶのがおすすめです。気合いを入れたい時、私はお抹茶を立てたりしています。

朝にほっと一息がつける五分があると、その日一日の心のゆとりも変わってきます。

目覚めたら、太陽の光を浴びて意識の目覚めを。

次に、温かいものをいただいて、やさしく内臓の目覚めを。

朝、あまり時間が取れない場合は、夏は前日の夜に水筒に水と茶葉を入れておく。冬なら朝に保温ポットに茶葉とお湯を入れて、家を出発。薬草茶はタンニンが入っていないものも多く、茶葉をつけすぎて渋さや苦みが出過ぎることが少ないので、茶葉はそのまま夜まで入れたままでOK。私も移動中や、会社などに到着して少しほっと一息した時に飲んで楽しんでいます。

朝におすすめの薬草茶は次の通りです。

- お腹にやさしいハス茶
- お腹がまだ重たいなら、刺激の少ないカフェインレスの番茶や発酵茶
- ビタミンCたっぷりのグァバ茶
- むくみを取るスギナ茶

昼の気合いとリフレッシュに

身体活動が完全に目覚めるお昼。胃腸もすっかり本調子になり消化も活発にできる時間帯なので、私は一番重たい食事をなるべく昼食に持ってくるようにしています。

仕事や勉強などに打ち込む人も多いこの時間帯。気合いを入れて集中力も高めたい。よりからだを活性化させるようなカフェインなどもうまく取り入れたり、集中力の切れやすい昼食後の昼下がりには気分をリフレッシュできる爽やかなお茶を飲みたいところです。一生懸命活動している中でもストレスを感じてしまうと、体内でビタミンCを消費してしまいます。それらを補うためにもビタミンCが豊富な緑茶は適しているのです。

昼におすすめの薬草茶は次の通りです。

- 午後の仕事に備えてコーヒーや緑茶、紅茶などのカフェイン入りのもの
- 同じく覚醒作用のあるオタネニンジン（薬用人参）のお湯割りやミルク割り
- 記憶力が上がるイチョウ茶

ちなみに筋肉を一番活発に動かせる時間帯は夕方です。

ですから、生活に運動を取り入れるのであれば夕方が一番効率的なのですが、お仕事をしているとそれも難しいと思われます。その時間帯に合わせて帰宅や移動を行い、その際エレベーターやエスカレーターではなく階段を使う、走ってみる、あるいはデスクにいても軽くストレッチしてみるなど、そのときできることを取り入れてみると、とてもスッキリするはずです。

私は運動が苦手なのですが、自転車によく乗るようにしたり、遠い方の駅を使うようにしたり、無理なくできる運動をできる範囲で続けてみています。食事でも体は変化しますが、やはり運動と睡眠も健康にとっては重要な要素。どんな食事法をしていても運動は健康に効果的だといわれています。

海外の調査ですが、現代の狩猟採集民族は一日平均、男性で一四キロ、女性で九・五キロを歩きます。一方、日本人の現在の一日の平均歩数は男性八二〇二歩、女性七二八二歩（平成九年国民栄養調査）。歩幅にもよりますが、距離にすると男性は約五～五・七キロ、女性は四・三～五・一キロくらいになるでしょうか。

健康のためには一日一万歩歩くことが推奨されておりますが、まずは六〇〇～七〇〇メートル多く歩くことを目標とすると良いと厚生労働省の「健康日本21」（http://www.

kenkounippon21.gr.jp/）でも述べられています。

デスクワークなどの座業が二時間増えるごとに、肥満になる可能性が五パーセント、糖尿病リスクが七パーセント上がるとされ、逆に歩く時間を一時間増やすと肥満になる可能性が二四パーセント、糖尿病の発症リスクが三四パーセント減るとアメリカで研究されています。

運動を取り込むことの効果は大きいです。どのように運動を習慣にしていくかは難しいところですが、食事を見直す時に、ぜひ一緒に考えてみてください。

夜の慈しみとティーメディテーション

夜は一日の疲れをリセットしてコンディションを整えたい時間帯。ゆっくりと今日を終えて明日へつながる睡眠へと、シフトチェンジしていきたい時間帯ですね。

私はお風呂を沸かすのを待っている時間にお茶を淹れて飲むことが多いです。その時間は、なかなか日中の生活では時間を作りにくい一五〜二〇分間煮出すという、薬草茶ならではの「煎じる」淹れ方を行なうのにピッタリなのです。

お茶で一服しながら夜に一日を振り返る……という時間の使い方も好きですが、あえて言葉から離れる時間も大事だなと、最近は思っています。その時間に勝手に名前をつけて、

「ティーメディテーション（お茶瞑想）」と呼んでいます。ただお茶を味わい、今、ここにいることを感じる。むずかしいですが、なるべく言葉で考えないのがポイントです。

外向きにも、内向きにも、脳はずっと働き続けていて思考を手放す時間が少ない。からだを休めるのも大切ならば、頭を休める時間も同じくらい必要なのではないでしょうか。

そう思い始めたのは、山形県鶴岡で山伏体験をさせていただいた時でした。山伏の修行では修行者は死者として振る舞うので「受けたもう」以外の言葉を発さないで過ごします。そうして時計も携帯も見ないで無言状態になり、山を歩いていると、言葉から解放された感覚や感情が、雄弁に語り始めたのです。

騒がしい街ではシャットダウンされていた木の葉を揺らす風の音や、深呼吸するだけで元気になれそうな美味しい空気。一つ一つの五感が冴えてきて、抱え込んでいた自分の悩みや思いを俯瞰して捉えることが自然とできるようになります。そのとき本当に喜びと感じることや、本当に必要なものを見つめようと意識が働きだすようです。

ヨガでも穏やかな動きがだんだんハードなものに変わっていき、最後はからだを休める死体のポーズ「シャヴァーサナ」で収めます。動いた分だけしっかりと休める時間を設計すると、メリハリがついて疲れがぐんと取れてきます。

明日へ備えるためには、睡眠に入る二時間前から液晶画面を見ることを控えていくと脳の

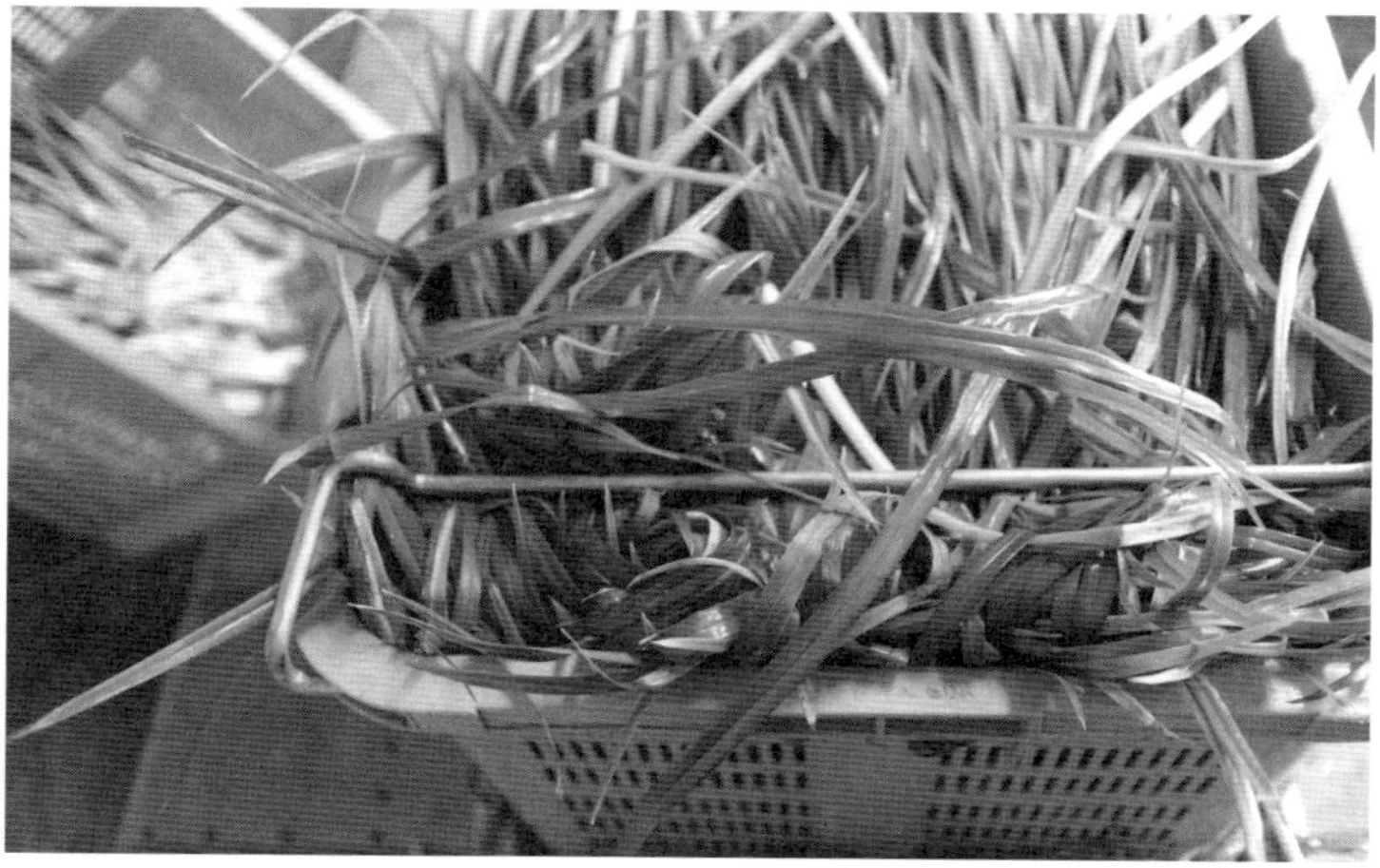

沖縄伝統野菜としても、人気のクワンソウ。寝る前に飲むと、
ゆっくり眠れるお茶になるので別名「にーぶいぐさ（眠い草）」

リラックスには一番良い。とはいえ、現代人にとってはなかなか難しいこともあるので入眠の三〇分前〜一時間前にはスマホを切って思考を身体に合ったスケールとスピードに戻していきましょう。

言葉ではいつも正しいことは理解できています。でも、それがわかっていても心や行動がついていけない時もあります。また脳は時々、勘違いをします。悩んだり困ったりしたときは、言葉を手放してただお茶を飲む時間を取ってみましょう。静かな時間の中にひたることで、自然と直感や心と対話することができるようになります。

そんな夜に飲みたいお茶は、できれば

利尿作用が少なくて、安らぐ香りのもの。体が温まると眠りにも入りやすいので、からだを温める作用のあるものを。なかなか眠りにくい方には沖縄のクワンソウ（眠り草）などの睡眠モードへ導いてくれる薬草もありますので、試してみてくださいね。

夜におすすめのお茶は次の通りです。

・眠りやすくなるクワンソウ茶
・体を温めてリラックスするバラ茶や当帰茶
・良い香りでほっこりする月桃茶など（ただし、利尿作用があるので就寝時間より少し前倒しでどうぞ）

女性のからだを慈しむ
――体感温度を上げて、血を補う。そして妊活

冷え性、貧血、そして妊活、これらはすべて関係しています。

友人・知人が妊活で苦戦しているときにまずアドバイスをするのは「**冷え性対策**」と「**貧**

血対策」です。血液が十分に足りないと妊娠しにくいと中医学では考えるので、妊活の時には血液を補うレシピを勧めることが多いのです。よく考えれば、たしかに妊娠してから赤ちゃんの血液や体を、お母さんの血液と体をもとにして作ろうとしても、それらがお母さんにとって満ちるほどに足りていなければ、赤ちゃんがうまく育たず、危険にさらされることになってしまいます。

母体としての体が本能的に血液不足を察して妊娠しないように制しているのか、はたまた赤ちゃん自身がお母さんのことを心配して待っていてくれるのか、いずれにしても妊娠しにくいケースにおいて貧血のトラブルが同じくして起こっているということは珍しくありません。

そして、血液が足りないからこそ、末端まで血液が運べず、そのことが冷え性につながっています。冷えと貧血は女性に起こりやすい症状ですが、連動しているので一緒にケアしておきたいところです。

積極的に運動することを意識して、ストレスや疲れを溜めすぎないで日々を過ごすことを生活のなかで意識しつつ、お茶や食事でのケアは、からだを温めて血液を作ってくれるもの、血液の流れを良くしてくれるものを中心に考えていきます。

私自身もそうなので耳が痛いのですが、冷えと貧血のある方は「砂糖の入った甘いもの」

が好きな傾向が強い気がいたします。果物や蜂蜜、米や芋などの自然な食材の甘さをうまく使うなどして、楽しみながら砂糖の量を減らす工夫をしてみるのも一手です。

ヨモギ

先にも少しご紹介しましたが、手に入りやすい薬草だとヨモギがおすすめです。

ヨモギ餅など、食文化の中にも溶け込んでいるヨモギは、薬草の女王様と呼ばれるくらい女性に嬉しい薬効がたくさん。北海道のアイヌ民族のお母さんたちは、北海道に自生しているエゾヨモギ（オオヨモギ）を焼酎に漬け込み、化粧水を作ってきました。沖縄のヨモギ（フーチバー）は本州より少し苦味も弱く、野菜のように汁物などの料理にたっぷり入れて使います。本州でもお灸のもぐさにするのはもちろん、お風呂用に煮出したり、よもぎの枕や座布団を作る地域もあります。

日本でも人気になった韓国のよもぎ蒸しなど、妊活、産後のケアにもよく使われていて、血液の巡りをサポートしてくれます。

❖アイヌのお母さんに教えてもらった、ヨモギの化粧水

1―作りたい分だけの容器を用意する。
2―摘んできたヨモギを容器いっぱいにふわっと詰める（乾燥したものでもＯＫ）。
3―ホワイトリカーを注ぎ、常温で二週間置いておく。それ以降はヨモギを取り出して保管する。肌の弱い人はアルコール分を飛ばすこと。

生姜

食材で体を温めること、胃腸を整えて元気の素地をつくることを考えると、生姜やネギ類を常備しておくと便利です。生姜はスープやお茶など煮出す使い方をするなら、一度スライスして乾燥させてから使うと温性が高まります。一人暮らしなどで生姜がなかなか使い切れない方も、生では使い切れない分を乾燥させたり、砂糖や蜂蜜に漬け込んでおくといつでも使いたいときに使えて便利です。

❖生姜の蜂蜜漬けと、ジンジャーハニードリンク

生姜を適量スライスし、お好みの量の蜂蜜につけておきます。お好みでスパイス（シナ

モン、クローブ、黒胡椒、赤唐辛子など）や柑橘類の皮などを一緒に漬け込むのもおすすめ。

冷蔵庫などで二〜三日寝かしたら、生姜の蜂蜜漬けをそのまま食べても良いですし、生姜と浸けていた蜂蜜をカップに入れてお湯で割ったりして飲んでも美味しいです。

ドライフルーツやナッツ、スパイスをたっぷり入れると、風味や食感も良くなります。冬に嬉しいレシピです。

ナツメ

食材の中でもからだを温めるパワーがとても強くて、血液も補ってくれるナツメ（棗）は中華街などでよく売られています。こちらも煮出してお茶にしても良いですし、乾燥ナツメを一日一個食べるのもお手軽です。

韓国の結婚式では、新婦のお母さんが新婦にナツメを一粒投げ、新婦がスカートでつかまえるという儀式をするそうです。それらはナツメが女性の子供を産む力をサポートしてくれることを暗に示しているようにも見えます。

福井県福井市や長野県上田市には、戦時中に食べ物や薬がなくなって困った経験から、未来の子供たちのためにとナツメの樹木をたくさん植樹している地域があります。生の実は甘くないリンゴのような風味と食感で、スイーツにも使いやすい。飛騨のナツメの甘露煮など、郷土食に取り入れているエリアもあります。

❖ナツメの甘露煮

飛騨でよく食べられているナツメの甘露煮。現地では未熟で青い状態の生のナツメ（買った後に追熟します）や、甘露煮にしたものを缶詰でも買えます。生のナツメは手に入りにくいと思うので、乾燥ナツメを使って、冷えが気になる方は一日一粒食べるようにしてはいかがでしょう。ナツメには大きくて鋭い種が入っていますので、気をつけて食べてください。

- **ナツメ（乾燥）**　一五～二〇個
- **（あれば）クルミやアーモンド**　一つかみ
- **砂糖**　三〇グラム
- **しょうゆ**　一五cc

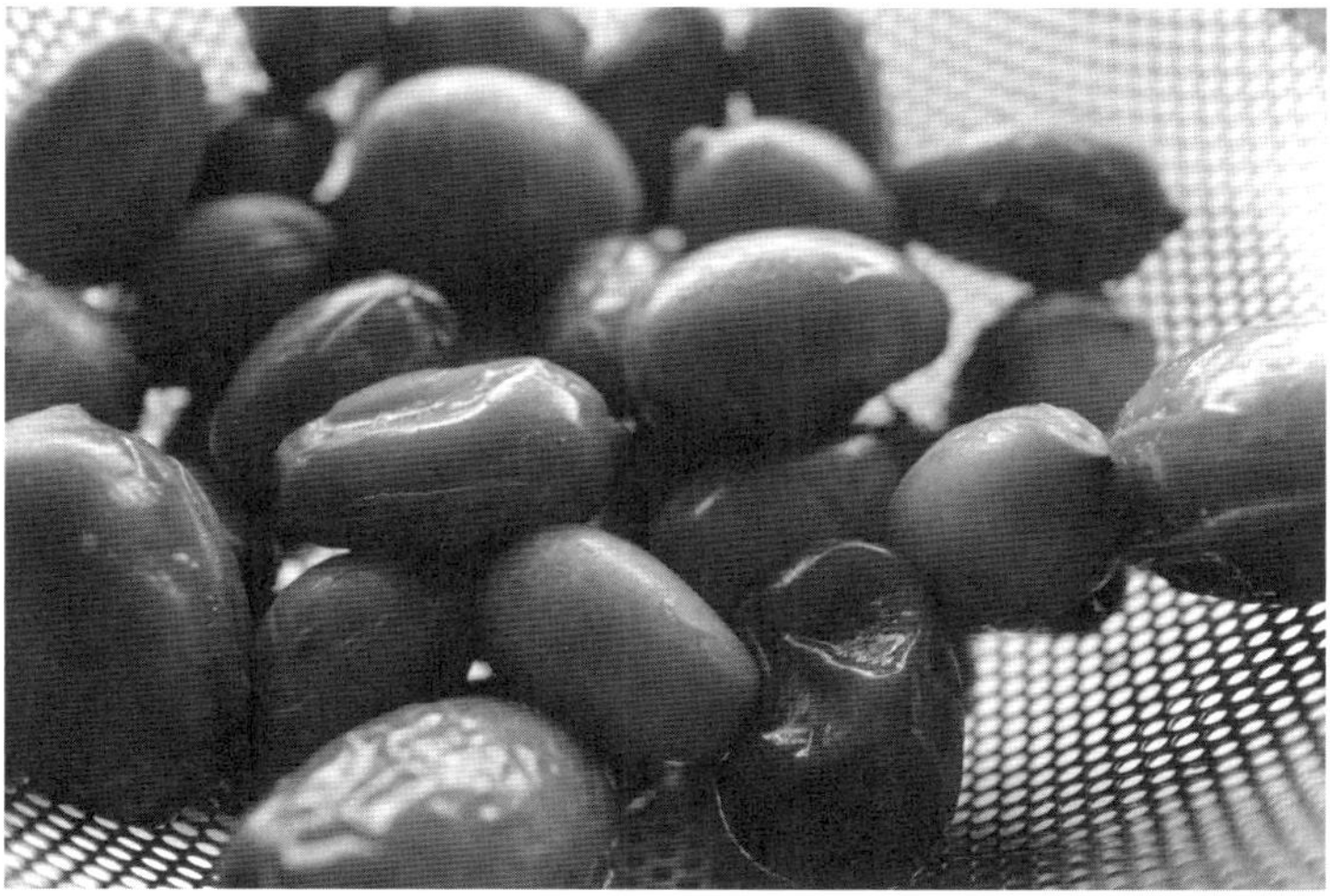

ナツメの下処理。さっと茹でたところ

1｜ナツメを一晩水につけておく。

2｜ナツメを小鍋に入れ、つけ汁をナツメがひたひたになるくらいと砂糖、しょうゆを加えて火にかけ、汁気が少なくなるまでじっくり煮詰める。

3｜クルミを軽くフライパンで軽く炒って香りを立たせ、2にからめる。

熊柳

ヨモギやナツメに比べると少しマニアックですが、会津で見つけたクマヤナギ（熊柳）も摂ってみると血の巡りが良くなりました。売っていた薬剤師さん

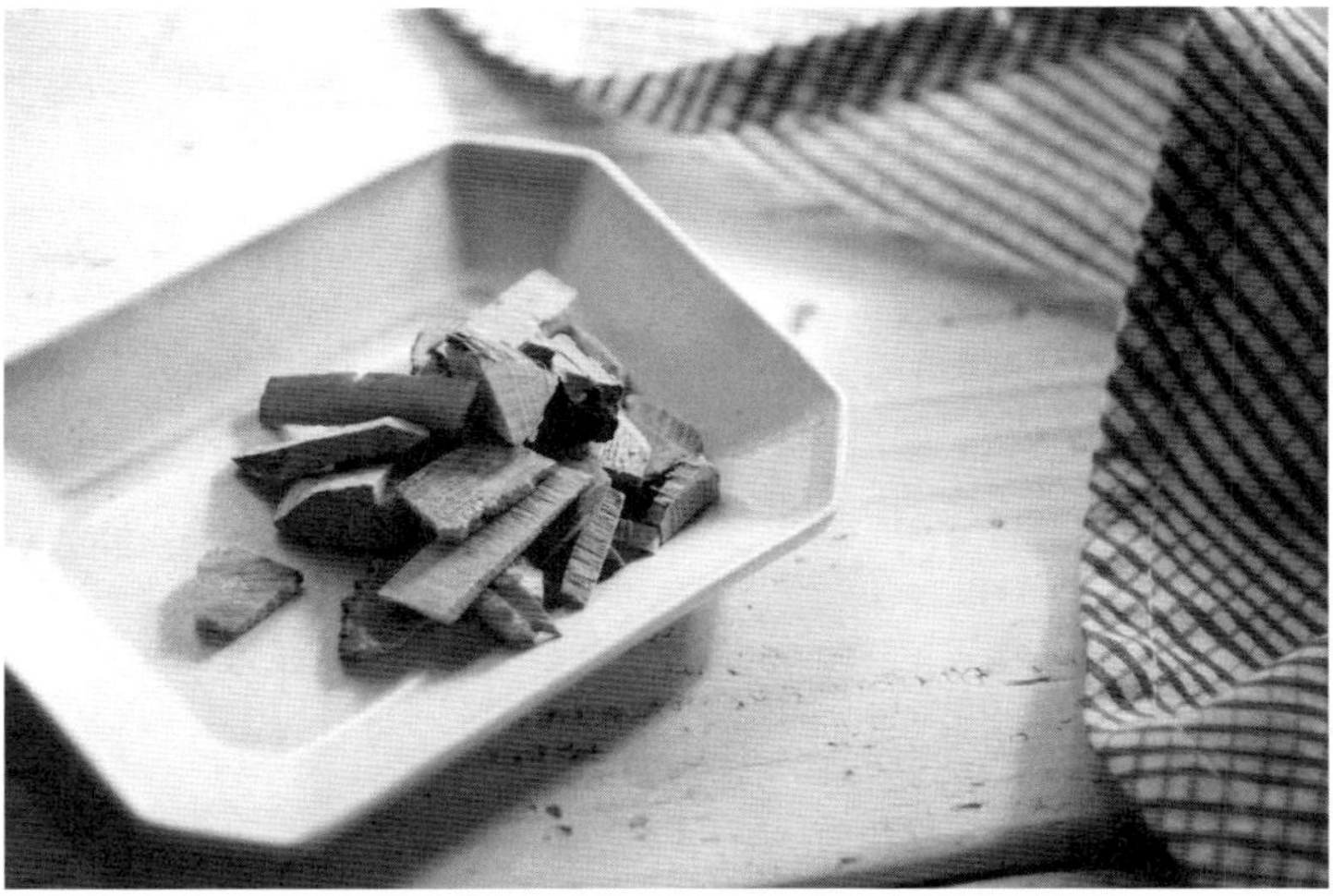

クマヤナギ：クロウメモドキ科

も「これは子宮筋腫を溶かすこともあるのよ」と教えてくれました。まだ科学的証明の進んでいない植物ですが、個人的に飲んだ後の体感も巡りが良くなるので、血を作る食材と一緒にとるとなお良いかなという気がしています。ほんのりバニラに近い甘い香りがして、美味しかったです。

クマヤナギはじっくり煎じて飲むのが一番美味しいです。カットの大きさにもよりますが二〇〜三〇分ほどじっくり長めに出してみてください。

七二ページの「煎じる」を参考にしながら、飲んでみてください。飲み終わった茶殻は、もう一度煮出して、液をお風呂に入れてみてもよいでしょう。

【クマヤナギ】クロウメモドキ科

東北ではツルを乾燥させて煮出したものを飲むと、婦人科系の血の道を通すと言われている。中国では解熱、解毒、利尿、むくみ、腰痛などに用いられ、利尿作用があるのでむくみがある時にも。こちらもまだ科学的には薬理が解明されていない。『本草図譜』（一八二八）には、佐渡で子供たちが実を食べたり、春先の若葉をおひたしにして食べたりしていた記述がある。

当帰

血液を作る、巡らせる薬草が色々ある中でも特筆したいのは、奈良県が力を入れている薬草・当帰。セリ科で、セロリのような風味がして美味しいので、お茶としてだけでなく、茶粥やイタリアンなどお料理に使うこともできるのでお気に入りです。体が温まっていくのが体感しやすいです。

当帰は、昔の中国のある若い夫婦の物語が名前の由来とされています。仲の良い新婚夫婦でしたが、奥さんが体調を崩して子供ができない状況になってしまい、旦那さんが帰ってこ

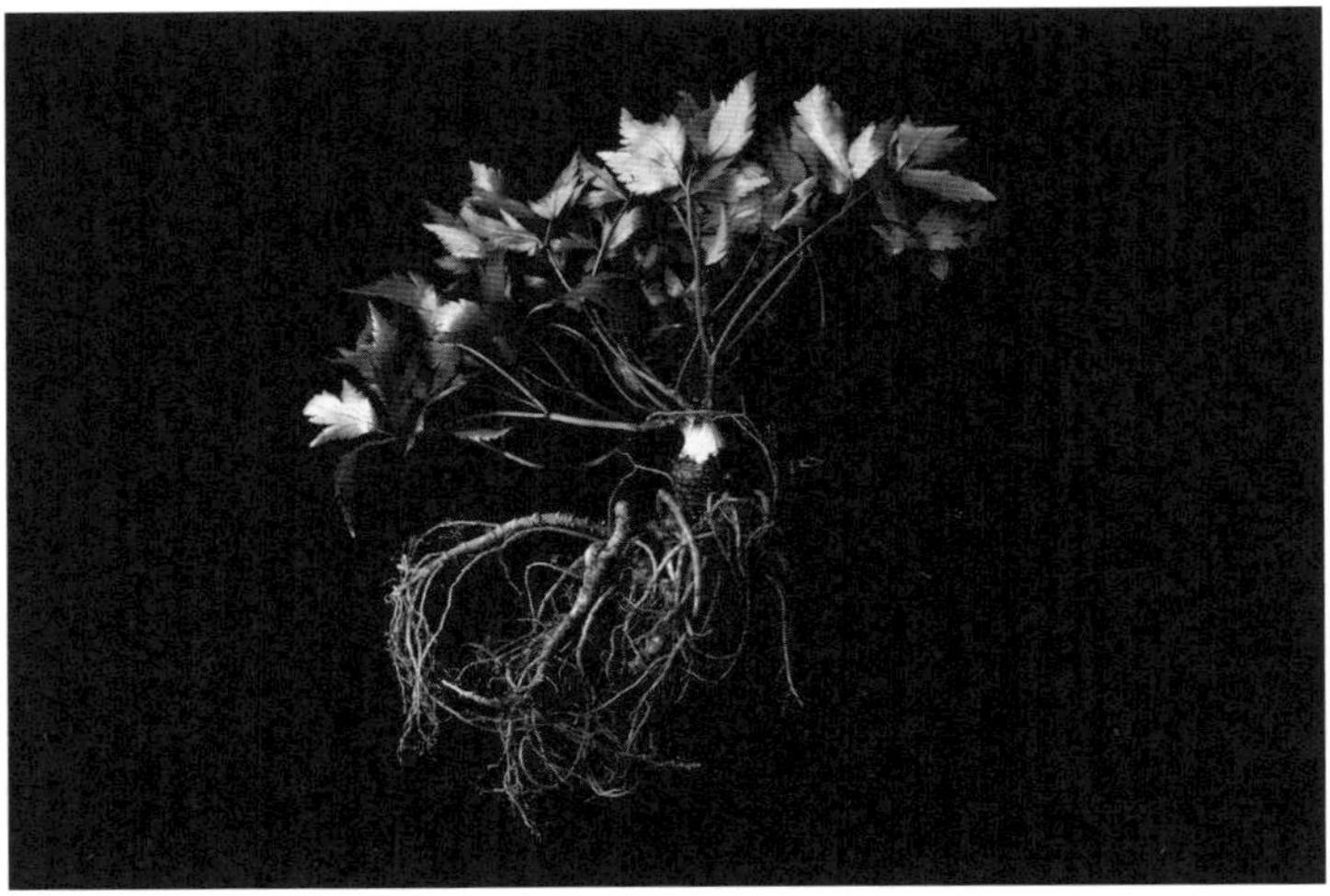

ヤマトトウキ

なくなってしまいました。これはなんとかしなければ！と、身近に生えている薬草を片っ端から試した結果、当帰で体のコンディションを戻すことができ、旦那さんも帰ってくるようになり、無事に子供も授かったそうです。旦那さんが当たり前に帰って来るようになる薬草だから、「当帰」。辛い時ほど奥さんのそばにいてあげてよ、なんて思ってしまう説話ですが……。さておき、それほど当帰が女性の体をサポートしてくれる薬草だということでしょう。心と体の健康も、家庭円満の要素の一つです。

私も取材などで「一番可能性を感じている薬草はなんですか？」と聞かれると、「当帰」の名前は必ず挙げます。感じ方には個人差がありますが、生の葉を一枚食べれば、冬でも汗がじんわり。冷え性、貧血、そして妊活をしている人にうってつけの薬草。大切な女友達をはじめ、たくさんの人に届けたい薬草です。

実は当帰はいろんな国に生えていて、アメリカトウキ、ヨーロッパトウキなどの種類もあります。北欧ではトウキの根をパンに混ぜ込んで焼くそうです。英語名はアンジェリカ。可愛らしい名前ですね。日本国内でもミヤマトウキ、ホッカイトウキ、ヒュウガトウキなどがあり、それぞれ味も効能も差があります。ヒュウガトウキはびっくりするくらい苦いです。そして奈良のヤマトトウキは、ホッカイトウキよりも薬効が高いという研究結果も出ており、見直されています。

❖当帰のジェノベーゼソース

もし、生の当帰葉が手に入るならそちらを、手に入らない方は、生バジルで通常通り作り、乾燥当帰葉（当帰茶でＯＫです）をたっぷり加えてください。お野菜などにつけるディップにするとよいでしょう。

・当帰の葉　三〇枚（約五グラム）

・ニンニク　一かけ
・松の実　一〇グラム
・オリーブオイル　一〇〇cc
・パルメザンチーズ（粉）　大さじ一
・塩（できれば岩塩）　一つまみ

1 ― ニンニクの薄皮をむき、半分に割って芽を取り除く。電子レンジ（五〇〇ワット）で一分半ほど加熱し、辛味を抑える。
2 ― すべての材料をミキサーに入れて混ぜ合わせる。

【当帰】　セリ科

生理痛や生理不順など婦人科系トラブル、貧血、肩こり、風邪、産前産後、腹痛に。煮出してお風呂に入れても、しもやけなどをケアして体を温める。

男性のからだを慈しむ
――肝臓とお腹を癒す

男性の参加者が多いフォーラムで薬草茶を出した時に、「はすの葉茶」（お腹の回復）と「ハブ茶」（目と肝臓の回復）がものすごい人気でした。なぜだろうと参加者の皆さんに聞いてみると、「今朝から胃が重たくて」「昨日の会食で飲みすぎて」「パソコンとスマホを四六時中見ているので、目が疲れて」……と、教えてくれました。毎日忙しくされているお仕事のしわ寄せが、じんわり内臓にたまっていたようです。

そんな男性の皆さんを薬草で癒したい！

中医学の世界では、年齢を重ねることへのケアとして、男性には肝臓のケアを、女性には腎臓のケアを中心としたアンチエイジング養生を勧めています。肝臓が変わるととても快適に過ごすことができるようになります。

この節では男性向けに肝臓のケアを中心にいろいろなレシピをご紹介していくことにします。

ウコンと葛

肝臓に良い薬草の代表格として、ウコンを思い浮かべる方も多いでしょう。

世界中の薬学博士たちも、ウコンのパワフルな薬効に注目しており、非常に多くの論文が発表されています。しかし、**ウコンは時々摂るのが良い薬草**なのです。肝臓に強く働きかけるので、毎日摂ることを三か月以上続けると、かえって肝臓への負担がたまってしまいます。**常用するなら葛**の方が穏やかに効いてくれます。ウコンは一時的な使い方を、葛は日常的な習慣にと覚えておくと良いでしょう。

ウコンには春ウコン、秋ウコン、紫ウコンなどの種類があり、それぞれ別の品種です。ターメリックは秋ウコンのことを指し、春ウコンに比べて苦味が少なく、お料理に向いています。紫ウコン（ガジュツ）は独特の清涼感のある香りがするもので、屋久島などで民間薬に使われています。

ウコンは油と一緒に摂ると吸収率が上がります。よって、カレーにするとそこにはウコンも油分も含まれるので効率よく吸収することができます。その他に、オーストラリアのメルボルンで最近人気のゴールデンミルクは簡単ですので、ぜひお試しください。

作り方は温めたカップ一杯分のミルクにウコン小さじ二分の一～一を溶かし、お好みで蜂蜜の甘味と黒胡椒の辛味を加えるだけ。お子さまでも飲みやすいレシピです（一歳以下の乳児には蜂蜜は厳禁ですので、蜂蜜は加えずにウコンやミルクは大人の四分の一～三分の一くらいの量で作ってください）。

ちなみにインドではターメリックを離乳食や歯磨き粉がわりに使う人もいるとのこと。ターメリックオイルでうがい（オイルプリング）をしてみましたが、歯への着色はあまり心配しなくて良さそうです。殺菌力が強いので、歯周病など口内の衛生環境を整えるのに適しています。オーストラリアではベジタリアンの方も多いので、牛乳をアーモンドミルクなどに変えたり、ココナッツオイルを加えたりするカフェもありました。

ターメリックオイルを作っておくと口内ケアのほか、皮膚のトラブルがある部分への炎症クールダウンや殺菌に使えます（ただし着色しやすいので、肌に塗る時は衣服につかないようにご注意ください）。

❖ターメリックオイル

1―白ごま油一〇〇ccを弱火でゆっくり八〇度くらいまで熱してキュアリング（加熱

処理）をする。
2　―　そこに小さじ一・五の粉ウコン（ターメリックでもＯＫ）を加えてよく混ぜ、粗熱がとれたら容器に移し替える。
3　―　ターメリックは完全に溶け切らず、沈殿するので、傷や火傷などの塗り薬などにできる。スポイト付きのボトルや、ワンプッシュで出せるタイプだと、使いやすい。油なので常温で保管する。

口内ケアは、オイルうがいと言って大さじ一〜二程度のオイルを口に含み、くちゅくちゅすすいで、ティッシュなどに吐き出し燃えるゴミなどに捨てます。その後、水でゆすいだりはしませんが、気になる方はお好みで。口内ケア用のターメリックオイルは、ウコンで作る場合、春ウコンだと苦いので秋ウコンで作りましょう。

一方、葛は葛根湯や葛粉など、日本でもおなじみの漢方薬や和菓子、お料理によく使われている身近な植物ですね。
新芽を山菜として食べたりもしますし、繁殖力が強いので家畜の餌にももってこいです（アメリカのケンタッキー州では家畜の餌用に葛の栽培を始めたところ、生えすぎて大変な

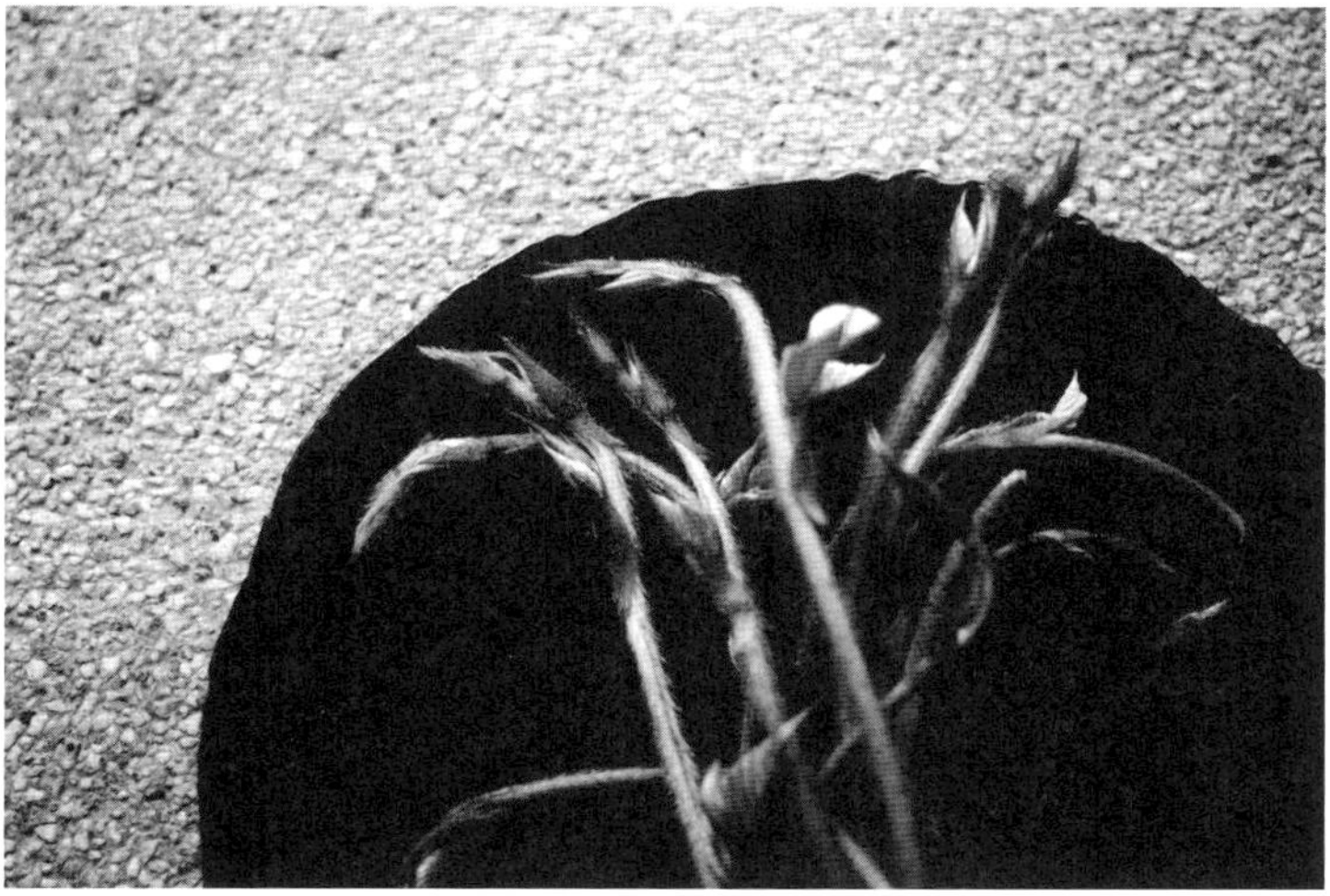

葛の新芽は食用に

ことになっているそうですが……)。

主に葛粉、薬用に使われるのは根っこの部分。桜で有名な奈良県吉野は葛粉の名産地で、冬になると寒さを生かして根っこのデンプンを精製して粉に仕立てています。

ちなみに、現在は葛粉の製造販売を行なっている森野吉野葛本舗さんが管理している森野旧薬園は、小石川植物園と並んで徳川吉宗の頃の約三〇〇年前からある日本最古の薬草園の一つ。約二五〇種の薬草を今でも見学することができます。徒歩圏内に薬草料理が味わえる大願寺さんもありますので、宇陀へお越しの際は薬草ツアーへもぜひ出かけてみてください。

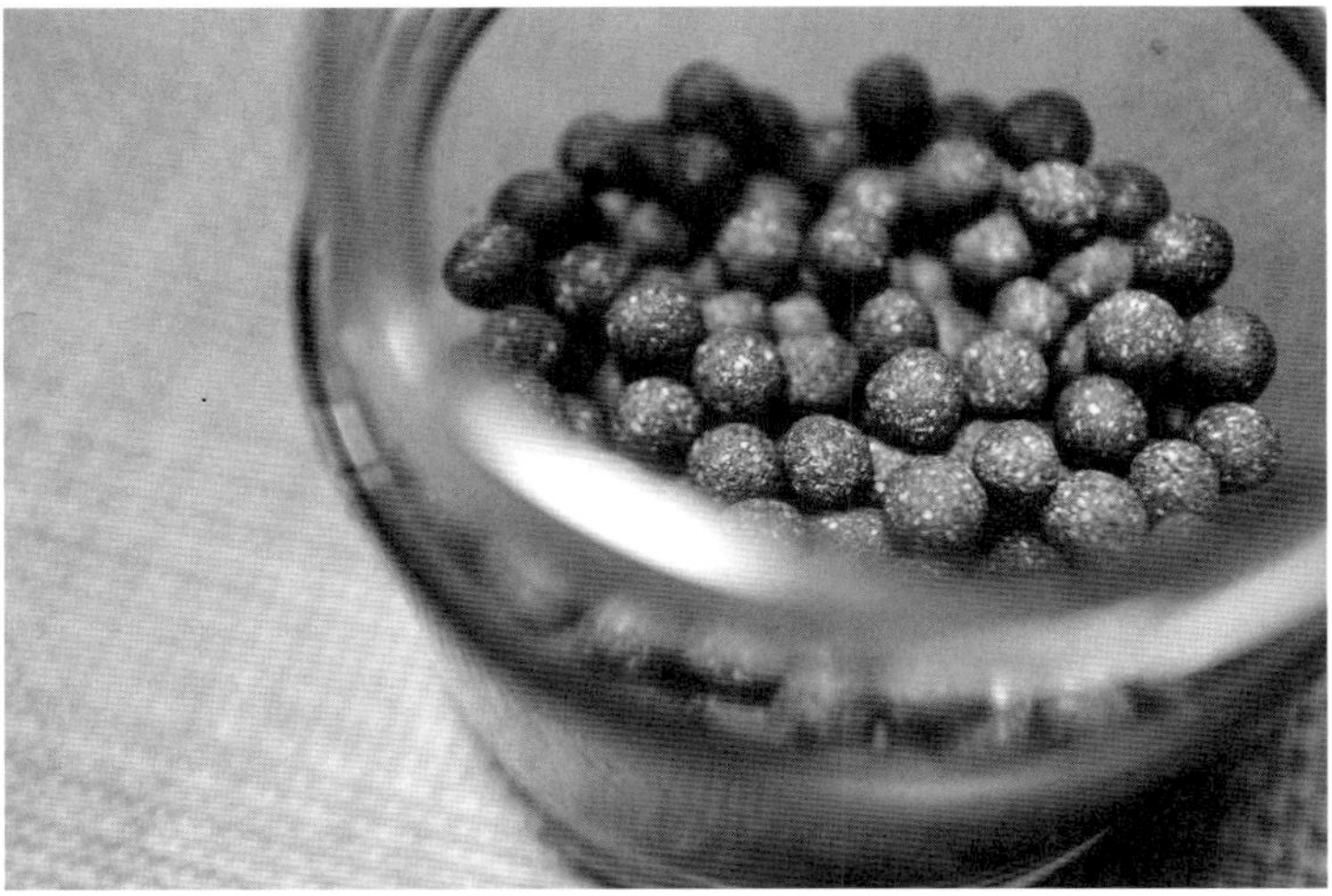

葛の花玉

葛粉は保存も効くので家にストックしておき、葛湯などでいただくととても簡単で美味しくいただけます。他にも、初夏に咲く葛の花の活用が見直されています。甘い香りがする美しいピンクや赤紫色の花びらのお花なので、とても綺麗なお料理やスイーツを作ることができます。しかも美味しい。葛の花をリカーにつけて葛酒を作ったり、乾燥させて野草茶のブレンドに加えると華やかな香りに仕上げられます。

飛騨では葛の花入りの野草茶も地元のNPOかわい野草茶研究グループさんから販売されているほか、二〇一七年には地元の酒蔵により葛酒「ひだ　紫ずく」

も登場しました。

地元のみなさんは「葛の花玉」という葛の花を粉にして蜂蜜で練り上げる、丸薬みたいな玉を作って、お酒を飲む前に四粒ほど飲んでいらっしゃいます。私も飲ませていただきましたが、いつもはお酒を一〜二杯飲むとちょうど良いのに、三〜四杯飲んでも酔いが回りにくく、また翌日の目覚めの良さ、からだの軽い感じに驚きました。葛の花玉づくりのワークショップもときどき飛騨古川で行われていますので、機会があればぜひお訪ねください。

【クズ】マメ科

花は肝臓の働きをサポートし、解毒力を上げたり、肝炎などの改善に用いられていた。

ハブソウ

肝臓のケアとしてもう一つ美味しい薬草茶をご紹介しましょう。マメ科のハブソウは炒ると香ばしい味わいとなり、お食事やお菓子にも合うお茶になります。いわゆるハブ茶です。エビスグサ（その種はケツメイシ）などと混同されていることも多いのですが、同じマメ科の親戚になります。

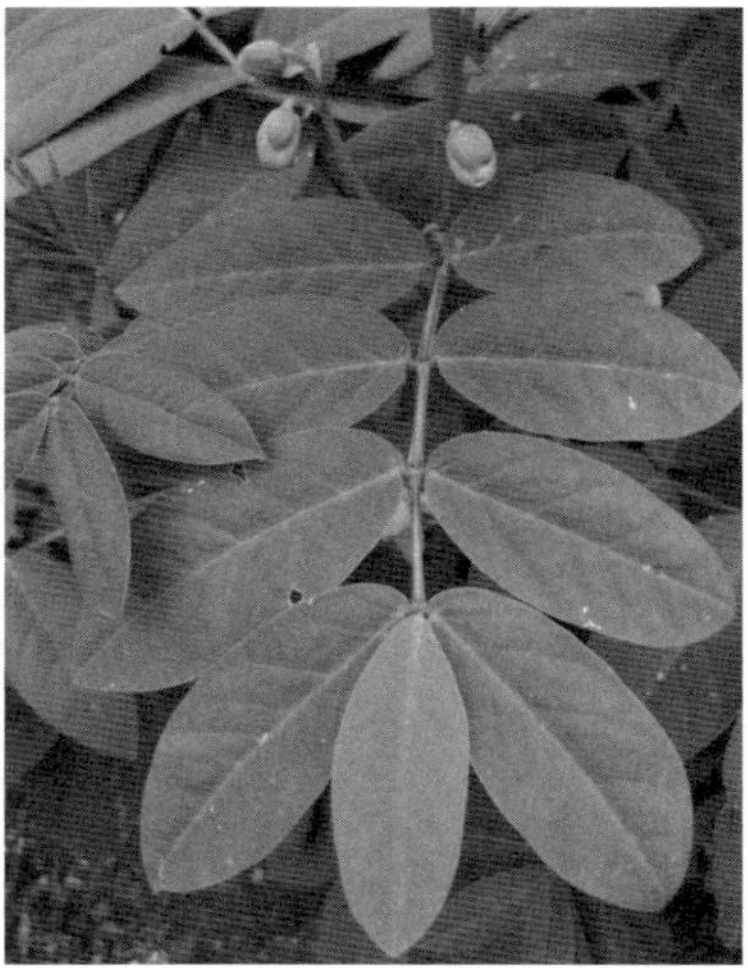

ハブソウの葉

はじめてハブ茶に出会ったのは高知県の道の駅。仁淀川流域では昔からハブ茶を飲んでいたそうです。黄色い可愛らしいお花が咲くのですが、最近ではお花入りのはぶ茶が増えてきています。お花が入ることで、見た目だけでなく香りも味も華やかになるのです。

昔は、毒ヘビなどに噛まれた時に、生の葉を揉んで汁ごと傷口に塗って治療したことから、この名前がついています(実際は、毒ヘビの毒は中和しないので病院へ行ってください。ただし、ブヨや蚊などの虫刺されには効果的です)。漢字で書くと、波布草。

【ハブソウ】マメ科

生薬名は望江南《ぼうこうなん》。利尿作用と胃を健康にする作用がある。便秘の人はお茶を濃いめにして飲むと、排便を促すことができる。

はすの葉

お腹の調子を整える薬草の働きのことを、中医学では「健胃」「整腸」などという表現もしますが、はすの葉茶もその役割を担ってくれる薬草の一つです。生薬名は「荷葉《かよう》」。ベトナムでは日常的に飲まれているポピュラーなお茶です。楊貴妃が美容茶として飲んでいたという説話でも有名ですが、今回はお腹の調子を整えてくれる作用に着目します（他にも痛み止めなどいくつかの効能が伝えられています）。

【はす】スイレン科

解毒、止血。葉を黒焼きにした粉末をそのまま塗る、もしくはごま油で練って塗ると口内炎、歯痛、火傷に良いとされている。

はすの葉茶はポリフェノール類を多く含むため、美容茶としてベトナムでも人気があります。はすの葉で具やもち米を包んで中華ちまきのようにして食べても美味しいし、はすの葉茶を濃いめに出して茶粥として食べると強壮剤につながります。

まだ日本でははすの葉茶は手に入りにくいものですので、陳皮（みかんの皮。農薬不使用のものがおすすめです）や山薬（山芋）などの健胃、整腸作用のある身近な食材や、お粥などの消化にやさしいものも取り入れたりしてみてください。

お腹の調子を整えるとき、逆に控えたいものは、辛いもの、脂っこいもの、なまものなどの消化の難しいもの。夕食の時間は入眠の三〜四時間前になるべく終わらせるなどの工夫も行なっていただけると効果的だと思います。

免疫力をあげる薬草

免疫力が正常に働いているのは健康の要。季節の養生と胃腸の調子を良くすること、免疫力の正常化は、どんな人にも取り入れてもらいたい万人向けのケアではないかと思っていま

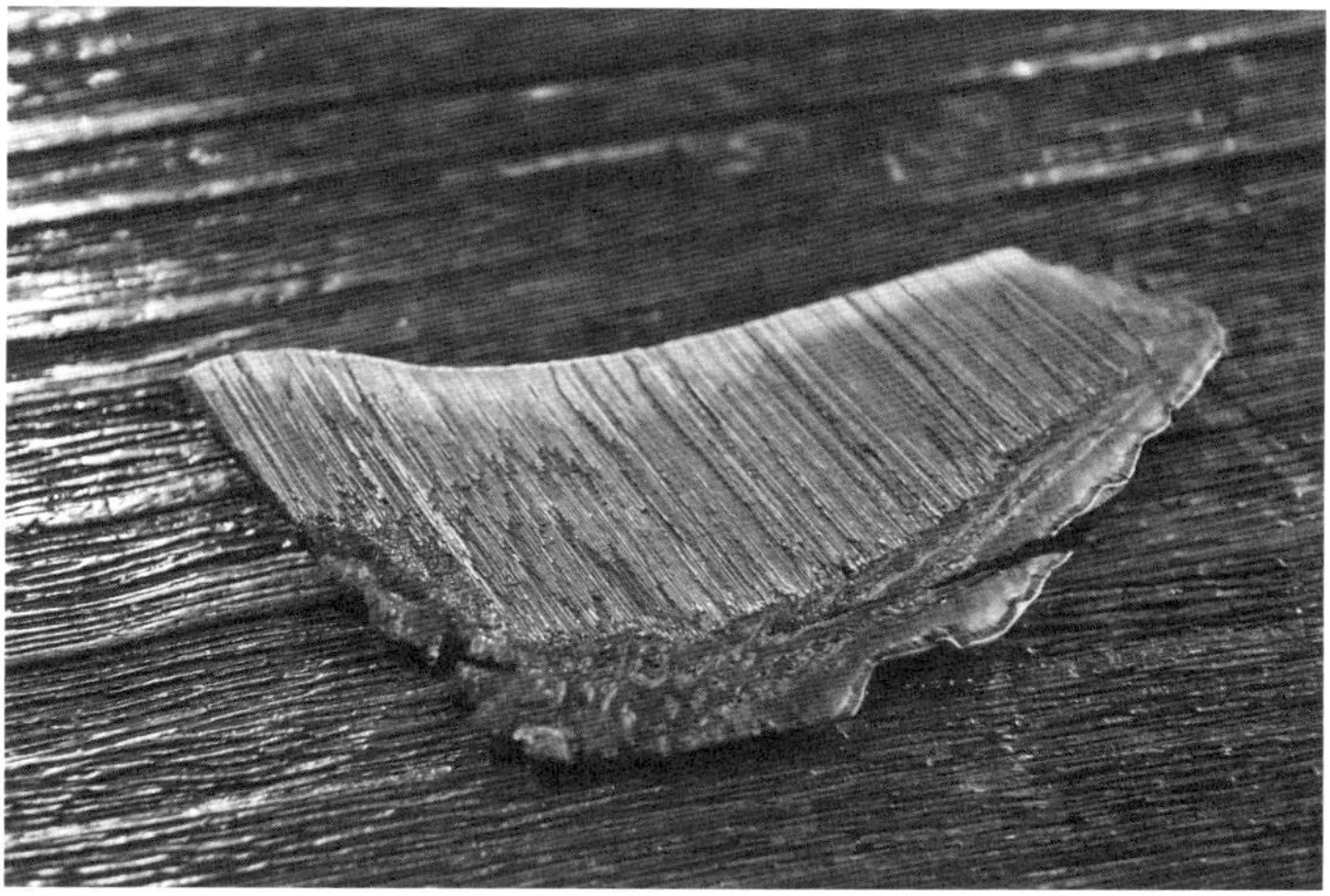

サルノコシカケ（断面）。この縦の筋が入った層が大きいものが良いとされる

す。年々、アレルギーの人が増えていますね。見ているのも辛くなるお子さんのアレルギーは、お母さんにとってはなんとかしてあげたいことですよね。免疫力を整えて正常な働きを取り戻しましょう。

一方で、私の周りにも免疫力の弱っている人が多いので、ここでは免疫をあげる薬草のお話をしたいと思います。

免疫力をあげる薬草といえば、サルノコシカケがまず思い浮かびます。キノコの一種で、木の幹にとても硬い子実体を生やします。名前の通り、お猿さんの椅子になりそうな形です。サルノコシカケは一つの品種なのではなく、サルノコシカケ科のキノコの総称ですので、細かく見るとたくさんの名前があり、好んで生息する樹もそれぞれ違います。特に梅の木に生えるものが人気です。

サルノコシカケは硬いのでコトコト一五分以上煮込むとじんわり風味や栄養が出てきます。ものによってはチョコレートのような香りのあるもの、キノコらしい旨味が出てくるものもありますので、スープなどにして召し上がってみてください。

また免疫は腸のコンディションや体温とも密接に関係しています。体温が下がると、身体機能の活動も白血球の活動も弱まるので、冷えは大敵なのです。ぜひ、からだを冷やさない工夫をしてみてください。デリケートな体内を冷やさないよう、冷たすぎるもの（食べ物、特に飲み物は注意してください）を控えたり、常温にするというのがひとつ。お店でも「氷なしでお願いします」の一言で、たいがい対応していただけます。シンガポールや台湾では、ドリンクの温度に気をつける人が増えたようで、カフェで出てくるサービスの水も「Cold water or Warm water?」と、尋ねてくれます。

真冬に冷水を浴びたら風邪をひきそうだ、というのはイメージしやすいでしょう。しかし、からだの表皮は物理的刺激に接することが多いので、実は強くできています。一方で、内臓はもっとデリケートになっており、そこに冷水を注ぐと風邪どころではありません。ですが、私たちは普段から冷たいものを摂取することが習慣になっているので、そこに意識が向く人の数はそれほど多くないのです。

冷たいものを味わう爽快感はたまりませんが、できれば冬だけでも、冷えが気になる方は夏も、衣服の暖かさはもちろん、飲食物の温度にも気をつけてみてください。

冷菜などのお料理については、冷蔵庫でキンキンに冷やしたお料理というよりは、常温のお料理と考えてよいでしょう。常温でも体温より低いことの方が多いので、ちゃんと涼しさも感じます。

そして腸のコンディションも免疫の状態を映し出すもの。

発酵食品を日頃摂るようにして、善玉菌たちをお腹に迎え入れましょう。外からの侵入物と接することが多い腸は、腸管免疫というシステムを持つことで健康を守っています。乳酸菌を取り入れると善玉菌が活性化し、他の菌による発酵食品（麹菌による味噌や甘酒など）を摂ると悪玉菌の繁殖を抑えることができます。

パワーチャージ！

気枯れたあなたを慈しむ薬草

さて、多少の疲れなら食べる気も起こりますが、何もする気が起きないくらい生命エネルギーが枯渇してしまっている（気が枯れている）時におすすめしたいのは、オタネニンジンです！

気を補いたい時におすすめのオタネニンジン。〝国産の高麗人参〟と表現するとイメージしやすいでしょうか。人参という名前はついていますが、野菜の人参（セリ科）とは植物の分類上は科目も違って、ウコギ科。見た目は白っぽい人参ですが、葉っぱの形も全然違っていて、親戚ではありません。

日本でも薬用人参の栽培をしていたのか！と、最初は私も驚きました。実は江戸時代から三つのエリアだけでオタネニンジンが栽培されていました。それは会津、信州、松江です。薬用人参は希少で高価な薬草。それらを栽培する地域は富を築き、強い力を持つことができます。よって江戸幕府は親藩である上記三か所にのみ栽培方法を伝授しました。会津藩の武

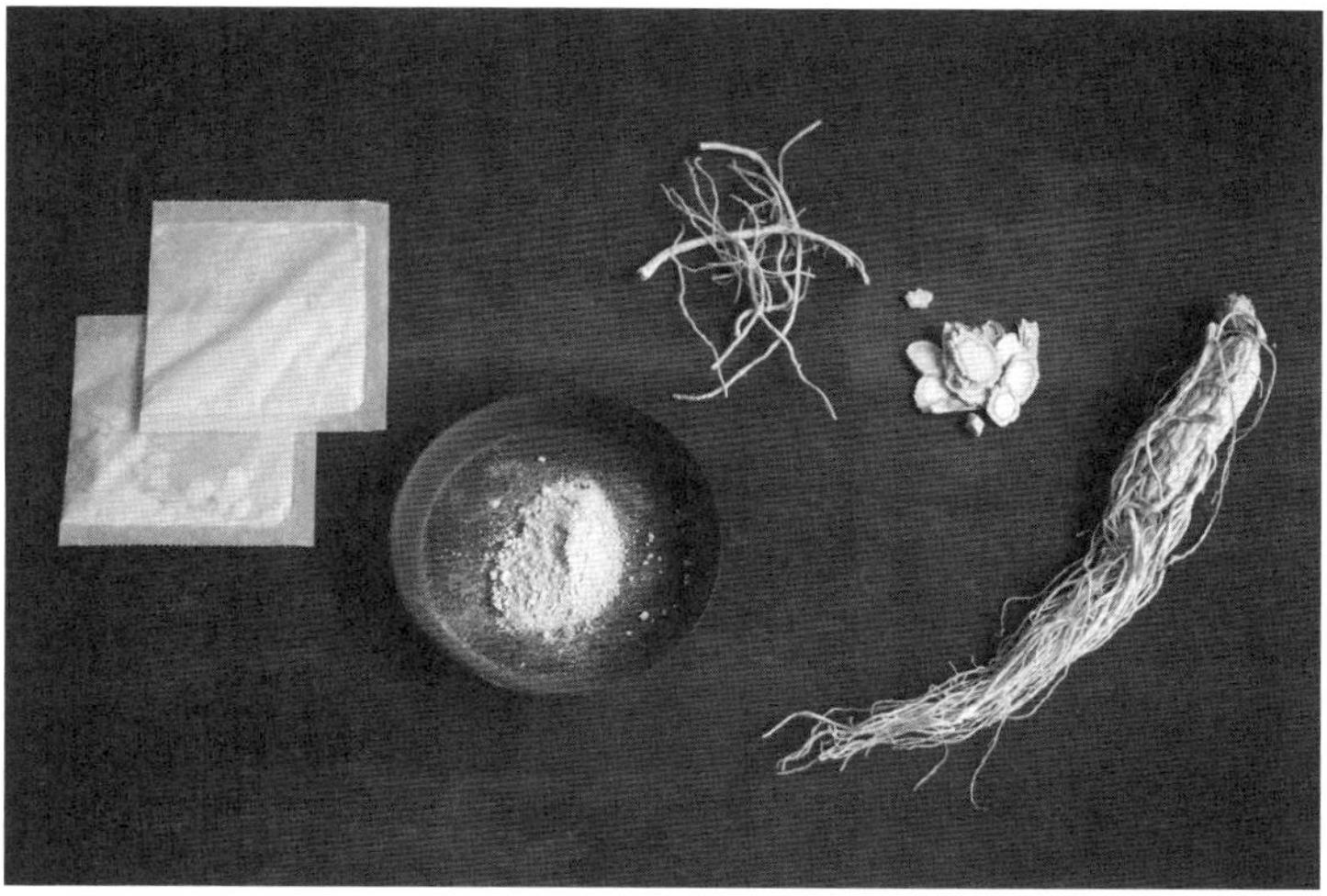

オタネニンジン

士は強いイメージがありますが、その背景にオタネニンジンのおかげで財産を築くことができ、鉄砲をたくさん購入し兵力を強化できたということがあったようです。

オタネニンジンは栽培に四～五年かかりますし、盗掘されては困ります。そのため、松江では「大根を育てている」という建前にしておき、栽培している島を「大根島」と呼んでいました。その地名はいまでも使われています。

そんなオタネニンジンは気を補うのが得意な薬草（法律上、食用として流通可能です）。疲れて弱っているとき、ガツンとパワーチャージがしたい！　喝を入れたい！　というときにもぴったりです

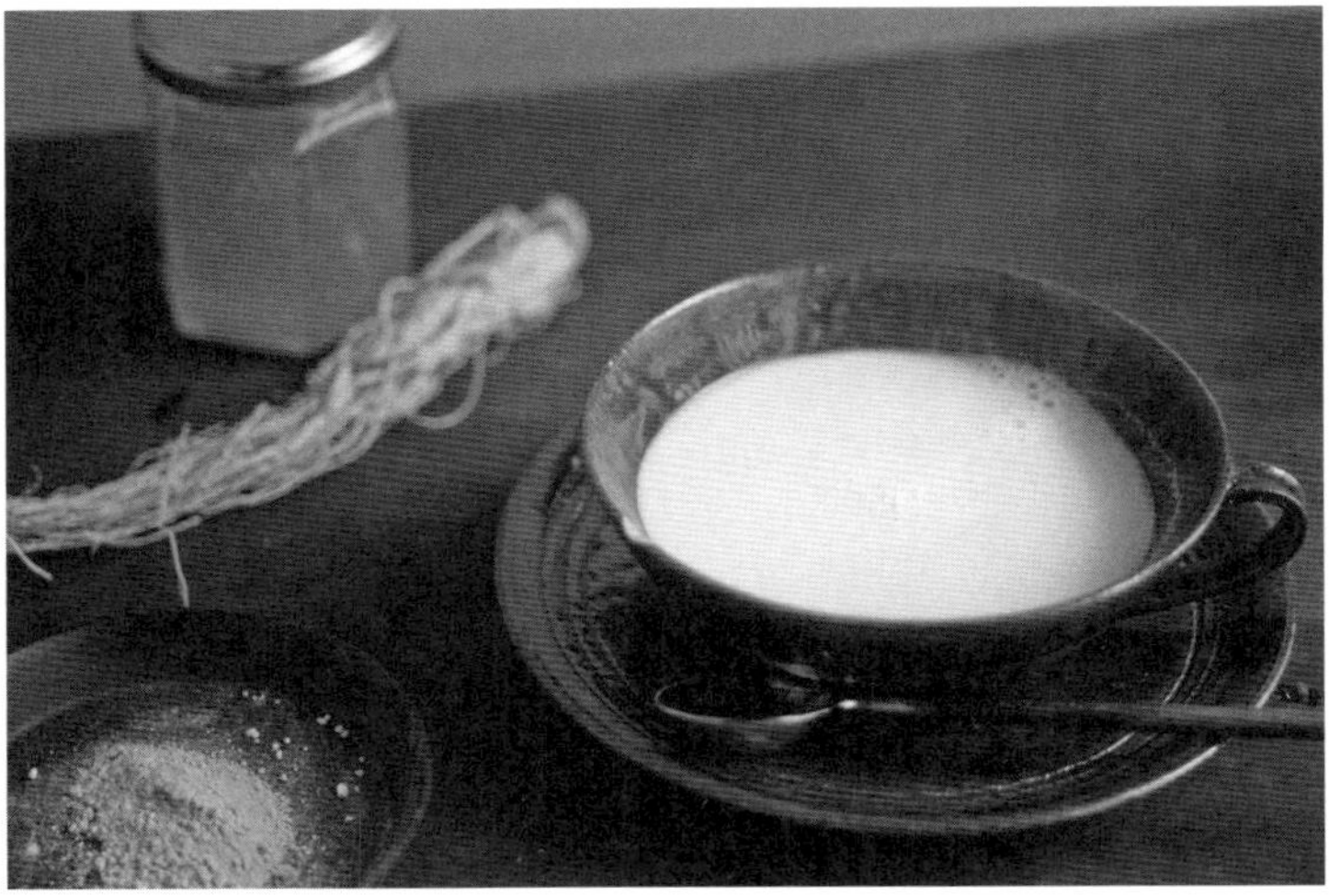

オタネニンジンのホットミルク

（ただし、カーッと頭に血や気が昇っている時は、さらにのぼせてしまうのでお控えください）。

オタネニンジンに含まれるジンセノサイドという成分が、カフェインのような覚醒作用をもたらしてくれるので、ぱちっと目が覚めて集中力が増します。飲んで一〇～二〇分ほどすると体がぽかぽかしてきます。

オタネニンジン（薬用人参）を使う料理の代表格は韓国料理サムゲタン。丸鶏を使うのは大変なので、手羽などでスープをとったポトフに加える形にすると手軽です。粉末タイプは汎用性が高く、和え物や汁物、スイーツなど何にでも混ぜ込めます。

オタネニンジンには一般的なニンジンのような甘さと、ちょっぴりの苦味があります。だから、甘味のある食材との相性が良い。私はホットミルクに溶かし込んで飲むのが好きです。産地の会津では生のオタネニンジンを天ぷらにして蕎麦の上にのせたりしていました。ほくほくして美味しいですし、油が苦味を抑えてくれて食べやすくなっています。会津の喜多方でオタネニンジンの栽培から加工、販売を行っている清水さんのおすすめは、粉末を白いご飯にかけて食べることだそうです。

デトックスなら、ドクダミ

薬草茶と聞いて、ドクダミを思い出した方もいらっしゃるのではないでしょうか。

薬草のお話をすると「そういえば、おばあちゃんがドクダミ茶作ってたなー」と、子供の頃のことを思い出される方も多いと思います。五〜六月ごろに日陰の道や庭でふと目を土に向けると、ドクダミが生い茂っていたり、純白の花をつけているのをよく見かけます。

健康ブームはいつの時代も起こっては消えてをくり返していますが、戦後にドクダミブームが起こった時に、お庭に植えた人も増えて一般化しました。また、下水道があまり整備されていなかった昔はトイレの近くにドクダミを植えておき、使用後は独特の強い匂いを持つドクダミを投げ入れて排泄物の臭いを和らげていた地域もあり、人の暮らしに近いところにも今でも生えています。

ドクダミの生薬名は十薬。一〇個以上の薬効があるという名前の由来通り、とてもたくさんの効能が期待できます。乾燥させてお茶にするのがポピュラーで、白いつぼみを付け、咲き始める初夏が一番の採りごろです。その他、ホワイトリカーにつけて薬酒やチンキ剤にしたり、煮出した煎液をお風呂に入れたりもします。

ベトナムでは料理にドクダミをたっぷり入れたりするのですが、日本のドクダミとは品種が少し違って、あの独特の匂いは弱め。日本のドクダミを料理に使いたい時はほんの少量でお使いください。乾燥させてからか、じっくり弱火で長めに炒めてから使うと食べやすくなります。

【ドクダミ】ドクダミ科

―効能― 排毒、吹き出物、皮膚病、抗菌、糖尿病など。

乾燥して煮出し、お茶として飲む。煮出してお風呂に加えると美肌、冷え性対策にもなる。

自然を通じて自分のからだを知っていくということ

薬膳を勉強した時、ある「極意」を学びました。

それが「天人相応《てんじんそうおう》」です。

どういうことかというと、自然界で起こりうることは、スケールが変わって人間にも、社会にも、同じように起こるというのです。

たとえば、人間の腸内環境に注目すると面白いことがわかります。そこに星の数ほどいる腸内細菌を内訳すると、善玉菌と悪玉菌が全体の三〇パーセント程度で、残りの七〇パーセントは日和見菌《ひよりみ》と呼ばれる種類の菌となっています。そして、その少数派の三〇パーセント内の菌の割合（善玉と悪玉のどちらが多いか）によって腸内環境の良し悪しが変化していきます。

つまり、大半を占めている七〇パーセントの日和見菌は、人間にとって良い働きをする菌になるのか、悪い働きをする菌になるのかを、影響力の強い少数派の三〇パーセントの性質に引っぱられて決断していく、ということです。

正義感の強いリーダーが力を発揮すれば、正義感の強いチームに、すぐ諦めるリーダーが牛耳れば、すぐ諦めるチームになっていく――。

なんだかそれは人間関係や動物の社会を見ているようです。

この世にあるすべてのもの――火や水や風や土といった自然界にあるエネルギーを含むものと生命体たちは、「自然の摂理」のような共通のルールの上に立っているように感じています。古代の人々も、この世界ならびに自分と向き合うなかで出会った、さまざまな共通点や気づきを、経験を重ねながら体系化していきました。

薬膳のベースにある中医学（中国の伝統医学）では、自然界にある七つの要素――**陰陽五行**――で万物を捉えます。太陽（陽）と月（陰）、そして自然界のエレメンツである、木、火、土、金、水。お気づきでしょうか、日本の曜日の名前も、これら七つからできています（インドのアーユルヴェーダでは少しエレメンツが変わり、空、風、火、水、地の五つの要素で捉えるなど、いくつかのパターンがあります）。

中医学的にいうと人間の身体もその五行からできているのです。

水は人体の七〇パーセントを占める体液、火は体温、金は血液中のヘモグロビン（鉄分）のような微量の金属……と想像しやすいものもあれば、木や土のようにわかりにくいものもあります。

この五行は、「はたらき」の暗喩だと思うと、理解しやすくなります。

—木— すくすく伸びやかに、自由に成長するはたらき
—火— 熱く、乾燥させる、上昇するはたらき
—土— 安定し、固めて、様々なもののよりどころとなるはたらき
—金— 変化し、収斂させていくはたらき
—水— 冷たく、潤し、調和を好み、下降するはたらき

こうすると、人体にも五行すべてが含まれて成り立っているというのがわかりやすくなりますね。

実はこれらはすべてが大切なはたらきで、どこか一部が弱っても、過剰に元気でも、バランスを崩してしまいます。火と水も、火が水より強すぎると水が蒸発しきって乾燥しすぎて

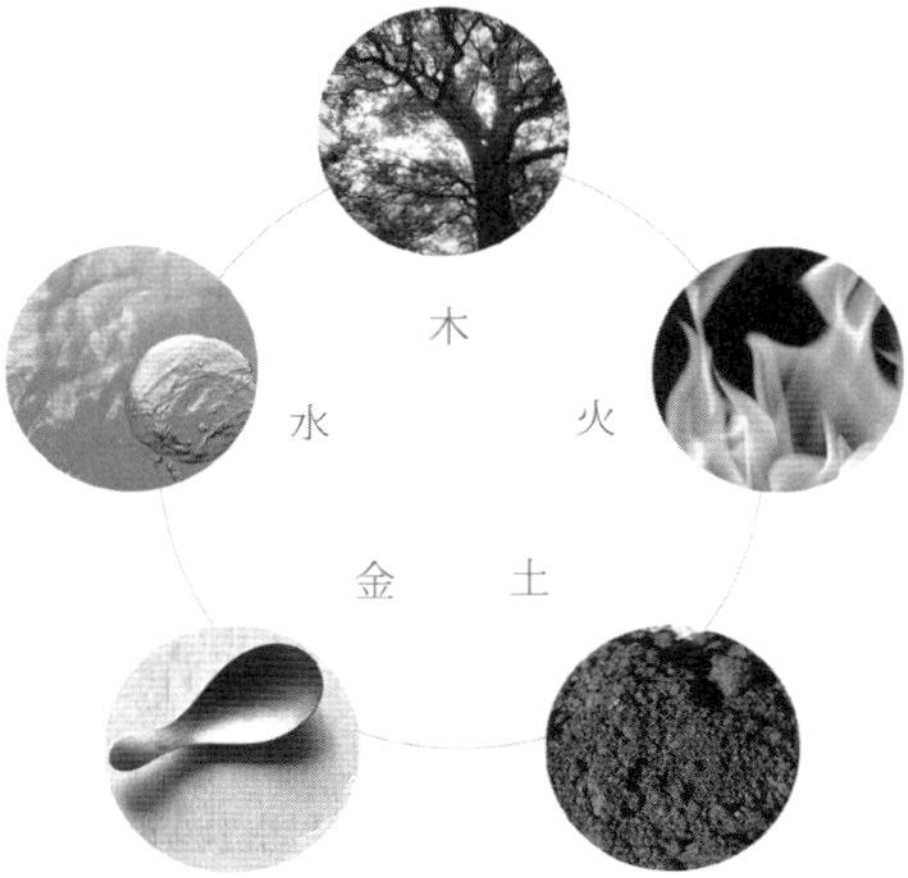

五行図

しまい、水が強すぎると火を消してしまうように、です。

この五行は相性があり、それぞれ相手を生む関係（相生《そうしょう》）と、相手を傷つける関係（相剋《そうこく》）があります。

そしてこの五行は人間のからだの中でも特に大切な、代謝に関わる五つの臓器（肝臓、心臓、脾臓［厳密に言えば西洋医学の脾臓のみを指すのではなく消化液を作ったり、代謝を司どる臓器全般］、肺、腎臓）に当てはめることができ、このサイクルで見ると臓器同士の関係性がわかりやすくなります。

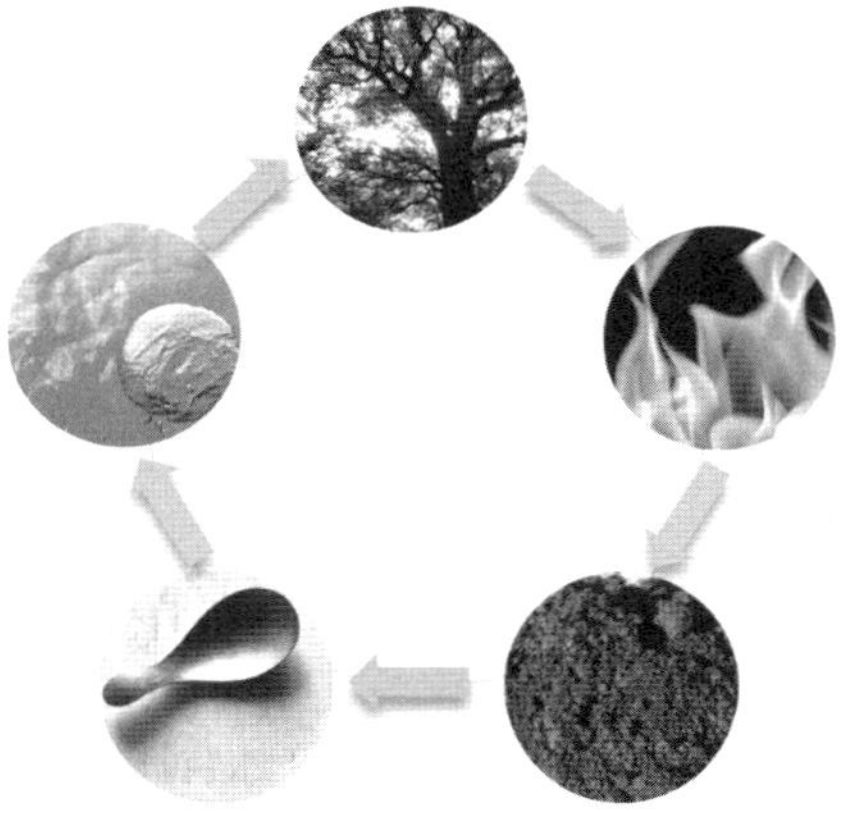

五行　相生図

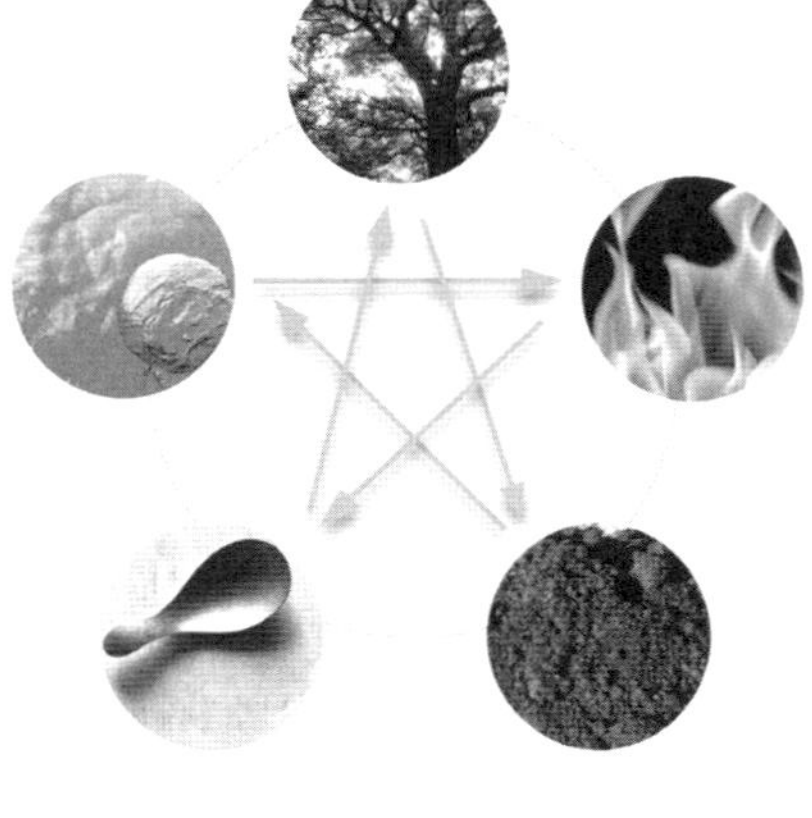

五行　相剋図

からだのＳＯＳを察してみよう

中医学ではツボのように、からだのある特定の場所が別の場所に影響を及ぼすといったことも考えています。五臓六腑という言葉はよく知られていると思いますが、中医学では人間にとってとても大事な五つの臓器（肝、心、脾、肺、腎）を五行（五つの自然のエレメンツ。木、火、土、金、水）に当てはめて、働きや状況を捉えていきます。

パッと見た目でわかる、五行の不調が出る部分を見てみましょう。

—**目、爪のトラブル**— 爪に縦の線が入ったり脆い、目が疲れやすいなど。もしくは、涙もろい、怒りっぽいなどの時は、トマトやニラなどの肝に良い食材、薬草をとるのがおすすめです（ストレスが溜まってないかも一緒にチェック）。

—**顔色**— ほんのり赤みがかった健康的な顔色をしているか？　顔色が悪いなと感じたら、心に良いとされる食材（小麦やゴーヤなど）、薬草をとる。気になる方は貧血になっていいないかもチェック。目の下を指で引き下げ、下まぶたの裏が赤くなっているかを見る。白っぽかったりしたら血液が少なめになっている。山芋類は、おなかが疲れている時の特効薬です。粘り成分のムチンが胃腸の働きのサポートをしてくれます。特に大和芋（生薬名は山薬）は、胃腸系の漢方薬の材料になるくらいです。日持ちもするので、冷蔵庫にストックしておくと便利です。

—**唇のトラブル**—唇が乾燥している時は、体温が上がっているか、疲れているケースが多い。脾に良いものをとり、お粥などの消化にやさしい料理で働きっぱなしのお腹を少し休めること。

—**肌のトラブル**—乾燥したりしがちなお肌や皮膚の代謝がうまくいかずフケなどが出やすい時、肺が潤う食材（大根や梨など）を積極的に取るのがおすすめ。肺は唯一外気に触れている五臓なので、肌と同じグループになる。肺を潤すことで肌の力を引き出すことができる。

—**髪のトラブル**—毛先が裂ける、白髪が増える、抜け毛が増えたなどの髪のトラブルは、腎臓が疲れている可能性が。もしかして、睡眠不足になっていませんか？　睡眠によってしか回復できないからだのエネルギー（後天の気）もあり、腎臓も影響を受けるので、ちゃんと睡眠はとれるように。薬膳の世界では黒い食べ物が良いとされ、黒胡麻、黒豆、黒きくらげがおすすめ。クコの実も手軽に腎の元気を補給できます。

五行をベースにして食材や感情、季節なども分類されており、その表を五行色体表と呼びます。実際、食材や薬草は複数の五臓を補うものも多いので、きっちりと分けて五行色体表に組み込むのは難しいのですが、いくつか例をあげておきます。

同じグループのものによって、トラブルのある五行を癒していく「以類補類《いるいほるい》」（弱っている体の部位（五臓）と似ているはたらきのもので補う）という方法ですが、まずはここから始めてみてください。

季節と、からだ支度

日本には四季があります。それぞれ特徴的な気候で、体調も少なからず影響を受けています。先に出てきた五行色体表を用いながら、季節にあった養生を見ていきましょう。

季節は四つ、五行は五つの分類……ん？　季節が一つ足りない？　表を先に見て気づいた

五行色体表

	五臓	五腑	養生におすすめの味	体調が悪化しやすい季節	病んだ時の顔色（特に、目と眉の間の皮膚の色）	注意するべき動作	病気になりやすい部分	症状が現れやすい部分	弱った時の症状	弱った時に出やすい体液	昂りやすい感情	性質を動物に例えるなら	補うと良い野菜	補うと良い果物	補うと良い穀物
木	肝	胆	酸	春	青	歩き過ぎ	目	爪	よくしゃべる	涙	怒	鶏	にら	すもも	麦
火	心	小腸	苦	夏	赤	見過ぎ	舌	顔色	よくげっぷする	汗	喜	羊	らっきょう	あんず	きび
土	脾	胃	甘（砂糖ではなく、食材そのものの甘さ）	土用（長夏）	黄	座り過ぎ	口	唇	つばをよく飲む	よだれ	思（憂）	牛	青菜	なつめ	玄米、高きび
金	肺	大腸	辛	秋	白	寝過ぎ	鼻	皮膚、体毛	よく咳き込む	鼻水	憂（悲）	馬	ねぎ	桃	稲
水	腎	膀胱	鹹（塩のからみ）	冬	黒	立ち過ぎ	耳、肛門、陰部	髪	よくあくびする	つば	恐	豚	豆の葉	栗	大豆

方もいらっしゃると思いますが、春夏秋冬以外にもう一つ、特徴的な気候の時期があります。そうです「梅雨」です。これを加えて五行に対応させています。

中医学では「長夏」と表現しますが、これは中国で梅雨に当たる雨の多い時期が九月（夏の終わり）に来るからです。地形の関係上、土地が変われば気候も変わる。日本でも九～一〇月に台風が来るし、秋雨も降りますが、六月にも雨季がくるので「長夏」という言葉がしっくりきたり、来なかったり。今回はわかりやすくするため、梅雨と表現させてください。

春――肝の養生と解毒

寒かった陰の季節から、暖かい陽の季節へ。

寒い時には交感神経が、暖かい時には副交感神経が働くので、寒暖差があると自律神経がリズムを崩しがちになります。朝昼はしっかり動き、夜はしっかり休むなどメリハリのある生活が養生の鍵です。

春は木の気が旺盛になるので、木のエネルギーを司る肝が痛みやすくなります。肝臓はストレスを溜め込んだりもするので、なるべくストレス発散はこまめに心がけ、酸味のあるお料理などを摂ってみてください。

花粉症の方も多い季節。解毒の役割を担う肝臓をいたわることがデトックスの力を高めることにもつながるので、おすすめの養生です。

梅雨――脾の養生と水の巡り

消化力が弱い人は、梅雨の時期に体調を崩しやすくなったりしませんか？　私もまさしくそのタイプなのですが、脾は湿度が高いと弱ります。特に足や顔などがむくんでいる時には、利尿作用のある食べ物、飲み物などを摂って、体内の水分の巡りを促して余分な体液を排泄できるようにしてあげてください。

そろそろ出始める梨や、ウリ科の食材たちなどが手に入りやすくて、ちょうど良い食材。利尿作用のあるお茶は種類が豊富で、緑茶や紅茶でも良いですし、薬草茶だとスギナやドクダミ茶など、かなり多くの薬草が使えます。

ただし利尿作用があるお茶は体を冷やすことも多いので、冷えが気になる方は、からだを冷やす性質の弱いハーブを選んだり、生姜やシナモンなどの温めるスパイスを加えたりしてみてください。紅茶などの発酵工程を加えたものは冷やす力が軽減されていますのでおすすめです。

ちなみに、中医学で言うところの「脾」は、西洋の解剖学上の脾臓とは少し概念が違います。脾臓を含めて消化に携わりながら気・血・水の代謝を行う臓器たちのグループを指していいます（胃腸などの実際に吸収を行う袋状の部分は、五臓ではなく六腑に分類されます）。

夏――心の養生とクールダウン&補給

夏は火の季節。暑くて汗をかくことで失ったミネラルや水分の補給を心がけながら、心臓（血液循環も含めて）へのケアを行うのに良いとされています。相性の良い味は、苦味のあるもの。ちょうどゴーヤも出てきますし、グレープフルーツにも程よい苦味が含まれています。野菜のアクも一つの栄養としてきゅっと気持ちを引き締めるのに取り入れてみてください。炎のように情熱的なタイプの方は、こういった苦味のあるものを案外好んで召し上がることがあります。薬草では、ヒュウガトウキ（日本山人参）などかなり苦いものがあるので、そちらもお試しください。

秋――肺の養生と潤い

秋は陽から陰へ。生命力旺盛だった動植物もだんだん次の世代へバトンを渡す実りの季節になり、そして新しい春に向けて眠る準備をはじめます。この時期は夏とのギャップで体調を崩しやすかったり、どこか物悲しい気持ちになったりしますよね。乾燥が始まる季節でもあります。一〜二月のピークを前に、だんだん湿度は低くなっていきます。

鼻から息を吸うと肺までは空気は粘膜を通っていきます。その関係か、呼吸器官は潤っている状況を好むとされています。喘息のときにも、暖かい蒸気を吸い込む吸入が状態を落ち着けるための方法になっていますね。梨や柿などの果物も肺を潤すのでおすすめです。

薬草で言うと桔梗やオオバコ、ヤマノイモなど。秋へと季節が変わっていく境目で引く風邪にそなえて、初夏に赤しそを乾燥させておくと咳がつらい時に良いお茶になります。青しそでも構いませんが、赤しその方がお茶としては美味しいです。ちなみに冬から春へ移り変わる季節の境目の風邪の場合は、ふきのとうが出てきている頃でもあるので、少し苦いですがふきのとうのお茶でも良いですよ。

冬──腎の養生とぬくもり

冬は、冬至をピークに陰の気が旺盛となります。寒さは下にたまりやすいので、足元、腰などを中心に衣服も暖かいものを選んでください。陰の力も手伝って、気持ちも内側に向きやすく、しっかり自分と向き合うのにも良いタイミングです。寒さでぎゅっと筋肉も緊張しがちなので、温かいお風呂に入ったりして、緊張から解放してあげてください。

この季節にバランスを崩しやすいのは腎の氣。腎は鹹味《かんみ》(塩辛さ)を好みますが、日本の食生活で塩分が不足することは少ないので、そこまで意識しなくても良いかと思われます。ほかに腎が喜ぶ食材は黒い食材と言われており、黒豆、黒胡麻、黒きくらげなどを摂るのはおすすめです。クコの実を毎日大さじ一杯食べることも腎の力を補うので、女性にとって嬉しいアンチエイジングにつながります。

薬草で言うと、腎臓の働きをサポートしてくれるのはハトムギ。皮膚の乾燥を癒し、疲れた体の滋養強壮になります。お茶でも良いですし、ハトムギの実をお米に混ぜてごはんやお粥を炊いても、食感がプリッと美味しいです。少し体を冷やす性質があるので、冷えが気になる方は生姜などの温まる食材と合わせると良いですよ。

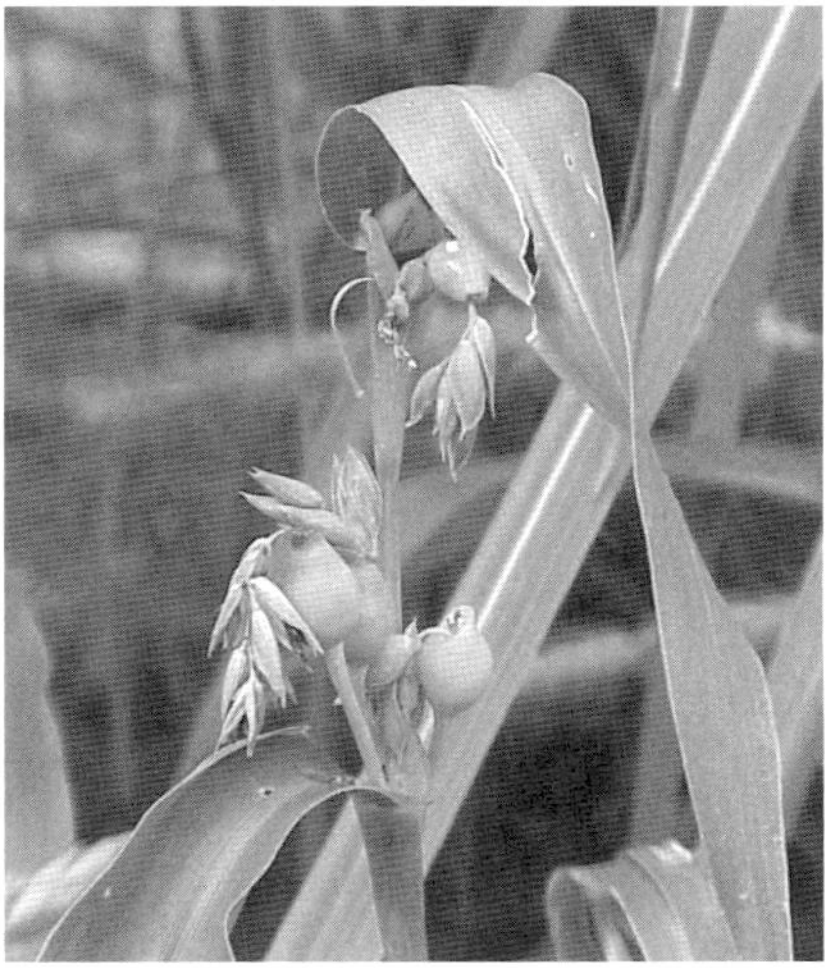

ハトムギ

【ハトムギ】イネ科

皮膚や粘膜の血流、リンパの流れを改善し、イボ、シミ、皮膚の乾燥を治める。糖尿病や腎臓病の方にも効能が期待され、鎮痛、健胃、炎症を抑える、膿を出すなどの薬効も伝えられている。

肉食vs菜食の究極の選択！

からだの話がでてきたので、少しだけ薬草から脱線してみたいと思います。

どんな食材を摂取するかによって日頃のエネルギーや性格、性欲なども影響を受けます。お肉をほとんど食べない野菜中心の食生活だと、穏やかな性格で長生きしやすい傾向にあり、性欲は落ちます。しっかり食べてからだを養う必要のある、生命をつなぐ出産の時期が来るまで、体力を保存しているようにも見えますね。

逆に、お肉をたくさんとる食生活だと、菜食主義に比べると生活習慣病の兆候が早めの年代で出るのですが、エネルギーに満ち溢れ、性欲も性的魅力も増します。

平成二〇～二四年に日本一の合計特殊出生率2・81を記録した伊仙町のある徳之島。一〇〇歳以上まで健康で長生きされる方も多く、健康長寿&子宝の島というイメージが強いですが、その理由は食生活にもあるとされており、豚の軟骨を毎日のように食べています。島で一〇〇歳のおじいちゃんが一人で畑をきりもりしているのも見ると、軟骨からカルシウムなどのミネラルがたっぷり取れること、肉をしっかりと食べることが健康に寄与しているんだなと感じます（徳之島の水は硬水なので、水からミネラルを摂取できていることも関与していますが）。

肉食と菜食にはどちらも一長一短あります。

若い時に動物性食品をたくさん食べると、背は高くなり、体は屈強になり、生殖力や生命力の高い魅力を醸し出しますが、早死にのリスクも高まるといわれます（『食と健康の一億年史』亜紀書房）。

状況に合わせてヒトのからだは、本能的に生殖のチャンスが高くなるように生きようとします。体力があるならなるべく早く子を宿したいし、十分でないなら極力長生きして子孫を残せる可能性をなるべく増やす。もしくはどちらか選べるのであれば意図的に自分の望むように、暮らしを設計することもできるかもしれません。

肉食か菜食かを選ぶことは生き方、死に方の選択にもなっていくのです。

聞き語り

――地域の摩訶不思議・民間薬

日本中を回っていると、その地域ならではの不思議な民間薬に出会うことがあります。昔へ時代を遡ってみると、医療が万人に十分に行き届いていなかった時代があります（直近だと戦時中なども）。薬も、医術も、貴重なものでしたし、平安時代などは医師の教育などが行なわれても地域では医師不足でした。

そんな時でも、病や飢饉をなんとか乗りきって生きていこうと民衆も試行錯誤をくり返し、たまに街からやってくるお医者さんは山村に民間医療を伝えたりしました。また、大きな村によっては医術書を手に入れることができ、文字が読める村長さんが村医を兼ねていたところもあります。

健やかに生きることは、常に人間の、生命体の、一番の課題なのです。

そんな民間の生きる知恵をいくつかご紹介しましょう。このトピックでは、科学的な根拠などがしっかりと取れていないものについてもご紹介しています。昔話の一つとしてお楽しみください。

阿蘇の最強の火傷薬

阿蘇の民宿に宿泊した時、迎えてくださったご夫婦に薬草について質問してみると、昔の町の暮らしについて話してくれました。そのうちの一つ、「火傷薬」のお話をご紹介しましょう。

旦那さんが子供の頃に、どんな火傷も綺麗に治るという火傷薬を作っている不思議な薬屋さんがあったそうです。ある時、その薬局の主人は、その薬の作り方をこっそり教えてくれました。ビンに熱々のごま油を満杯になるまで注ぎ、そこに捕まえてきた大きなムカデを生きたままジュウゥッと漬け込み、すぐに蓋をしっかり閉める。そのままムカデの形も溶けてなくなるほど、何年も保管しておきます。そうして出来た液体が、その火傷薬なんだそうです。

開けると、とんでもなく臭い。けれど、そのドロドロの黒っぽい液体を火傷の部分に塗ると、不思議なことに綺麗さっぱり跡も残らず治ったそうです。とにかく大きなムカデを使うことが、コツなのだとか。

こんな本にもネットにも書かれていないお話を聞けるから、ローカルではなるべく民宿や農家民泊にして泊まるのが楽しみなのです。

高知のタヌキと万能薬

高知の道の駅に立ち寄った時、冷蔵ケースで不思議な物を見つけました。「タヌキ油」です。四〜五センくらいの塗り薬用のプラスチック容器に入り、確か一五〇〇円ほど。少し高かったのと、あまり美味しそうに見えなかったので、その場は買わずに去りました。

そのことを高知に移住した女性に話してみると、

「ああ！　タヌキ油！　高知では万能薬って言われてるよ。なかなか出回らなくて、珍しいんだよ。高知県の山間部の人にタヌキの油のことを聞いてみるとすごくテンションが上がるの。あれも治る、これも治る、何でもかんでも治せるんだって！　本当かしら？」

そんな風に聞いたら、試してみたくなりました。買えばよかったと、ちょっと後悔。

その方は、ちょうど近所でタヌキが罠にはまって捕まった時に、その脂を採る場面に立ち会ったこともあるそうです。大きなお鍋に湯を沸かして、タヌキを丸ごと入れる。一時間以上グツグツ煮立てると、脂がじんわり浮いてくる。火を止めて粗熱をとると、冷え固まってくるので、それを集めておきます。脂は塩漬けにすると、日持ちもする。

タヌキは臭いし、医薬品が手に入りやすくなった最近では、タヌキ油を作る人もずいぶん減ったそうなのですが、高度経済成長期より前の昭和三〇年代には、タヌキ油が全国の山間部で作られており、各家庭に備えられていたそうです。一般の人にとって医療になかなか手が届かなかった時代には、とても重宝されたことでしょう。

現在、高知県内でも物部川流域や仁淀川流域など一部のエリアで、タヌキが脂を蓄える冬にのみ作られているのですが、その効能は多岐にわたります。主に、解熱、火傷、虫刺され、怪我、湿疹、アレルギーなどの外用として効果がありそうだと経験則から語られており、ガンにも効くのではないかと言う人もいるようです。

一六九〇年から始まり、三〇〇年以上続いている高知市の日曜市でも、運がよければ売られている日もあるのだとか。最近はタヌキの数が減ったり、タヌキの病気が流行ったりして作れないこともあるので、非常に希少なものとなっています。

余談ですが、同じ四国の香川県東部の出身である私のおじいちゃん（昭和一三年生まれ）に、タヌキ油を見たことがあるかと聞いてみました。

「タヌキの油は見たことないけどなー。蛇の油は使こぅてたで。マムシの油。傷につけるんやけど、まぁ塗らんくても治るんやけどなぁ」

　と、笑っていました。

　そこから数珠つなぎに話がつながり、傷にヨモギを揉んでつけたら血が止まったこと、マムシの皮も乾燥して保管しておき、傷が化膿した時にはその皮に唾液をつけて揉み込み、患部に貼っておくと明くる日に膿ごとぽろっと取れたことも教えてくれました。

　おじいちゃんは次男なので、婿に行くためにウサギや鶏の締め方、捌き方からお米の育て方まで、たくさんの生きる知恵を家族から教わったそうです。

　いま、おじいちゃんに習いたいことが、たくさんあります。

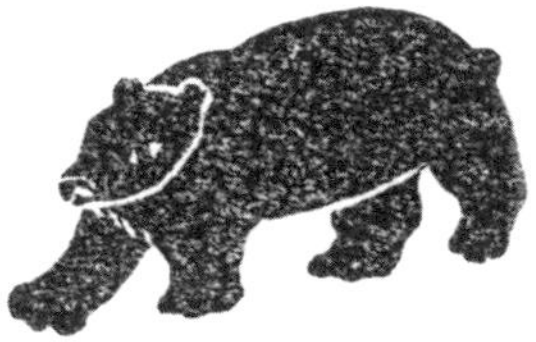

第4章 藻草とは何か

そもそも薬草とは何か

「薬草」という言葉の定義をご存知でしょうか？

何気なく使っている言葉なので、「健康に良さそうな植物」「おばあちゃんが謎のお茶を飲んでいたな」「魔女や魔法使いが使ってるもの」など、いろいろなイメージが浮かぶかと思いますが、その定義をきっちり説明できる人は、案外少ないのではないでしょうか（本書でもここまで特に定義をせずにお話ししてきました）。

これがわかると、何を薬草として呼ぶのかがわかり、意外と身近なものも「薬草」だったのだなということに気づきます。

辞書で定義を調べると「**薬草とは、薬用に用いる植物の総称**」と出てきます。

ここでポイントなのは、薬草という言葉に「草」が入っているのに対して、言葉の意味は「植物」を指しているところ。

つまり！　「薬草」にはヨモギなどの草や葉だけではなく、生姜のような根っこや、ナツメのような果実、イチョウのような樹木も含まれるわけです。


では、何が薬用で、何が食用なのか。

たとえば生姜はパワフルで、乾燥したものを食べると数分後に実感できるほど体が温まりますし、生薬（漢方薬の材料）としての名前も持ち、「乾姜」などと呼ばれています。

生姜は、薬用なのでしょうか？　食用なのでしょうか？

答えは「**法律上は食用。しかし民間療法や伝統医療で薬用の使い方もある**」というところです。実は薬草にも、気軽に使えるものから効力が強すぎて扱いが薬剤師や製薬会社などプロフェッショナルでないと難しいものまであり、特に強力で扱いが難しいものは「専ら医薬品」に分類され、専門家でなければ販売したりメニューに入れたりすることができません。

ご自身が家庭で自己責任の範囲で楽しまれる範囲では問題ありませんが、お仕事として薬草に関わってみたいという方は、必ず一度、使ってみたい薬草やハーブが厚生労働省の「食薬区分」を見て、「専ら医薬品」に指定されているかどうか確認してください。

その中でも、効果効能をうたわなければ使える薬草、効果効能をうたわなくても専ら医薬品となる薬草などがあり、一つの植物でも一部が「専ら医薬品」に指定されているものもあります。たとえば当帰は、根っこは「専ら医薬品」なのでプロフェッショナルしか加工できませんが、葉っぱは普通に食用ハーブとして広く使うことができます。

芍薬《しゃくやく》の花が食用に分類されることになったり、改正もちょこちょこあるので、必ず最新の情報を見るようにしてください。判断が難しい場合や、うまくリストが出てこない時は、管轄の保健所に相談・確認するのもよいでしょう。食用の分類と、化粧品用の分類も微妙に違ったりしますので、ご注意ください。

ハーブと薬草の違い

それでは、ハーブと薬草の違いは何なのでしょうか？

ハーブ（Herb）の意味を調べると、

—ハーブ— 植物の一種。その葉は特定の料理の香りづけに使われたり、薬を作るときに使われたりする。（Herb : a type of plant whose leaves are used in cooking to give flavour

to particular dishes or in making medicine:（From Cambridge Dictionary））

と、書かれています。

こちらでも「植物」という表記が出てきますが、用法のところに「Leaves」とあるように葉や茎、花などを主に使う印象があります。薬草は樹皮や根、種もよく使います。

もちろん西洋でも種なども使いますが、食用でそういった特別な部位を使われる際は「スパイス」などと表現することが多いです。

―**スパイス**―　植物から作られる、食べ物に特別な香りづけをするためのもの。（Spice：a substance made from a plant, used to give a special flavour to food:（From Cambridge Dictionary））

なぜ薬草に出会ったのか

「薬草」は、今となってみれば身近なところにたくさんあるように見えるのですが、意識を向けないと気づかずに通り過ぎてしまうもの。私もtabelを始める一年前……二〇一三年ごろまでは「薬草」は物語やゲームの中でしか触れることのない言葉でした。そもそも、どのようにして薬草に出会ったかをお話しするには、私が「食と健康」を人生のミッションに選んだところからはじめた方がよいかもしれません。

私は、大阪の市場の中のパン屋の娘として生まれ、周りには八百屋さん、魚市場、昆布屋さん、かしわ屋さん（鶏肉専門店）などの専門店が軒を連ね、食材に囲まれて育ちました。食べることと遠出が大好きで、こっそり学区外……もはや小学校高学年の時には隣の県まで一人で抜け出して冒険したり、お菓子を焼いたりしていました（今でも変わらないです）。

進路について本格的に悩み始める高校二年生の時、人生を変える衝撃的なことが起きました。

父が糖尿病で倒れたのです。

パン屋という体力仕事で疲労はたまっていたかと思いますが、毎日働いていた家族が急に倒れたのは非常にショックでした。

私も多感な年頃で、父とは数年間ろくにしゃべっていませんでした。うまく気持ちを整えてお見舞いに行くこともできなかった不器用な高校生でしたが、心の中ではとても心配していました。

毎日、父はよく炭酸飲料を飲み、甘いパンを食べていました。学生時代、同じような食生活をしている友人もいたし、一般的に売られているものだし、それは普通の光景だと思っていました。しかし、からだを作るはずの食も、扱い方次第で健康を壊すものになってしまうのです。

さらにその直後、親友から「自分は拒食と過食をくり返している」と、打ち明けられました。突然のことに、なんて答えたらよいのか、どんな力になれるのかわからず、言葉をつまらせてしまいました。

大好きな食べることが、こんなに難しいことだなんて。そして、大切な人を苦しめるものになってしまうなんて。何とかしたいけれど、それに立ち向かうには、当時の私はあまりにも無知で非力でした。


「食」という漢字は、「人を良くする」と書きます。

人を幸せにする食を作りたい。

人々を良くする食卓を、有限の食事の中で一回でも多く持ちたい。

そんな祈りから、「食」そして「健康」が、私の人生のミッションだと思えるくらいの一大トピックになっていきました。

私の人生は、健やかな食卓を形にしていくことに捧げたい。


そうして大学では栄養学の勉強ができる食物栄養学科を専攻し、国家試験をなんとかくぐり抜けて管理栄養士の資格を取得したのです。

しかし、青二才の学生が考えるのもおこがましいのですが――栄養学は素晴らしいものだけれど、何かが欠けている感じがあって、大事なものを見落としているような気がずっとしていたのです。

同じ年齢、体格、健康状態、性別なら、同じ献立で本当にいいの？
同じ人でも、日々ちょっとずつ体調も違うのに、考慮しなくていいの？
ビタミンAを摂るのに、冬でもトマトで本当に良いの？

疑うというより、人を健やかにしてくれる食事の本質を知りたかったり、もっと良くできるのではないかと思ったのです。
そこで私なりにそのミッシング・ピース（欠けてしまっている大切な何か）の正体が何なのか、それはどうやったら補えるのかと、さまざまな食へのアプローチを調べ始めました。養生食にもさまざまな系譜があり、思想やポリシーとして取り組むものから宗教や文化に根付いたものまで幅広くあります。

そうした中、大学の授業でたった一度だけ薬膳の授業がありました。なぜだかとても興味が湧いて、授業のあともずっと気になって、本やウェブでの情報を読み漁っていました。陰陽五行の考え方などは抽象的で最初は掴みにくいのだけれど、次第に臓器同士の連携や、からだ全体の循環と調和について触れていくにつれ、季節や住む土地など気候・風土に合わせた養生を捉えやすくなりました。

そして「ナスを食べるとからだが冷える」など、言い伝えや体感として人々に感じられている食材一つひとつの個性や働きを、栄養学の考え方に組み込んで食事を構成することで、より良い食事が提案できるように思えたのです。

ちょうどこの頃は、伝統医療に対する捉え方が見直されて、標準医療に対する代替医療・補完医療というサブの位置付けから、新たに統合医療へという動きが出てきて、現代医療と同等の位置付けに引き上げられようとしていた時期でもありました。

薬膳、おもしろい!!

そこで薬膳の勉強にどっぷり浸かって、国際薬膳調理師という中国の国際ライセンスを取得し、実践するようになったのですが、続けていく上で二つの問題が出てきました。

一つは、菊花茶やナツメなど、薬膳にとって必要な食材が手に入りにくく、国産のものを探すと入手困難だということ。もう一つの問題は、先にも少し触れましたが、食生活を変えることは人間にとって非常に難しいということでした。

国産の薬用食材が入手困難だという点について少しお話ししたいと思います。たまに、輸入物ではいけないのですか？　という質問を受けることがあります。個人的な考えとして一概に輸入物が悪いとは思ってはおりません。品質の高い、信頼できる輸入食材はたくさんあります。ただ、現在の薬草産業の状況で、国産のものを確保しておく長所が三つあると考えているのです。

第一にトレーサビリティの点で国産だとはっきりと産地と生産者がわかるということ。輸入の場合、栽培方法がどのようであったかなどの知りたい情報にアクセスできず、食材を使うにあたっての不安材料になっていました。誰がどこで作っているのかが見えると安心してその食材を使うことができます。

第二に、国際問題が起こった時や、輸入元の国の状況が変わった時に輸入食材が使えなくなるという可能性があります。それはかなりのリスクになります。よって、国内で入手できる状況を確立しておくことがリスクヘッジになります。たんなる食材であれば他のもので対応・代用できますが、漢方薬など、薬が作れなくなってしまうのは一大事なので、内閣府も生薬の自給率アップを目指しています。とはいえ、現在、生薬において国内自給率は一三パーセント程度。食品よりもずっと低いのです。まだまだ日本国内の薬草栽培が普及しておらず、さらに中国では国内で生薬の需要が高まり、他国への輸出量を減らす傾向にもあります。よって、国産の薬草栽培の状況改善が必要になっているのです。

第三に、国産を使うことで、自然資源を活用して産業の弱かった地域に仕事を生むなど、経済の面でも地域に元気を巡らせる可能性（と魅力）があること。

今まで活用されていなかったけれども、食用や薬用、雑貨として使える植物を商品にすることで他の地域の方に購入していただくことはもちろん、地域内で使い切ることによってお金が当該地域内できちんと循環する仕組みを考えることで、より負荷が少なく、エンゲージの強いものになるので、次はそういった展開をしたいなと思っています。

たとえば、地域の中でもちょっとした手土産を買ったり、冠婚葬祭の引き出物を用意したりすることがあります。そんな時に、その土地で生まれ、身近な人が作ったものを選んでもらえたら、その商品に関わる作り手さん、素材を作る一次産業のみなさん、資材を作る方、運ぶ方を応援することにつながっていきます。買い物を通じて、一つのエールがおこる。この人を応援したい、この村・町が好き、といった気持ちでつながっていけたら、それは手の届く小さな範囲で仕事が生まれ、また社会の結びつきを強くすることにつながっていきます。私が薬草はSocial Medicine（社会を癒す薬）になると希望を感じているのは、こういった理由からです。

自然資源は「素材」なので、たくさんの分野の原料となっていけるのも面白いところです。たとえばショウガ科の月桃は良い香りのお茶になり、沖縄県では利尿効果を活用して老人ホームで薬を使わないむくみ予防に役立っているところもあります。種は漢方薬の材料（生薬）としても使われていますし、ポリフェノールをたっぷり含むので石鹸や化粧水に精油を加えて、殺菌効果もあるので沖縄ではアトピーの子供たちのスキンケアに使われたりもします。

香りの良さは料理やお菓子の香りづけにも使えるので、月桃の葉で餅やカステラ生地、魚や肉などを包んで蒸すなど郷土料理の中でも活躍しています。さらに煮出すと美しい桃色になるので染物ができたり、繊維が強いので和紙の原料にしたり、乾燥した葉を割いて編み、籠や座布団を作ったりできるなど、暮らしのあらゆるところで活用できるものがあります。

そんな中でも、食材として目を向けた時に、自然資源は土地の個性や面白さを打ち出しやすいことも魅力だなと思います。

一言にヨモギと言っても、北海道のオオヨモギ、本州のヨモギ、沖縄のカワラヨモギやニガヨモギなど、品種も違うので形も風味も全然違いますし、同じ品種であっても土地によって味が違ったりするのです。土壌成分の違い、日当たり、降水の加減などさまざまな気候要素が影響しているからです。また乾燥の方法や焙煎の加減でも味が変化します。

そうして生まれてくるその町、その人ならではの味わいはそこでしか味わえない唯一無二の味となっていきます。

そして薬草茶は作るのがいたってシンプルなのも長所です。使いやすいようにカットしたり、好みで焙煎などを加えて風味を豊かにしたりしますが、基本的にはしっかりと乾燥できていれば問題ありません。暮らしの中で使う分には、自然乾燥で十分です。

数千年前から文化になっているものは、有益なものを身近な材料にして、誰でも簡単に作れるくらい非常に合理化されてることが多いなと、昔ながらの民衆による生活文化を取り入れて気づきます。

薬草の歴史

毒と薬

ざっくりした数え方で、薬草は三五〇種類以上日本に自生していると第1章でお話ししました。では、毒草は？　と、質問されたことがあります。実は、この問いに答えるのはとっても難しいのです。

なぜかと言うと、**薬と毒の境界線がとても曖昧**だからです。たとえば、猛毒で有名なトリカブトの根は、特別な加熱処理をすることによって漢方薬の材料になります。同様に毒が薬や食物になるケースは多くあり、毒のある彼岸花の根も、何度か水にさらして乾燥するのをくり返して毒抜きし、救荒食にしたという歴史もあります。

逆に、食用のものが毒となってしまうこともあります。たとえば松茸は食材ですが、加熱しないで生で食べると当たります。そうした特性について、これまでの歴史の中で経験が積み重なり、日常に浸透して知らず知らずのうちに習慣として、加熱したり調理することによって食材として安全に使えているものもあるのです。ジャガイモの芽もそうです。発芽するとソラニンという神経毒の成分が出てくるので、必ず芽をくり抜いて調理するように教えられます。つまり、薬と毒は扱う人の心次第、知恵と技術次第なのです。

そして、そんな毒と薬は、どんな時代も常に社会の中心にありました。というのも、生死に関わる医療や食は、生命活動の、そして組織の存続に関わる一大トピックだからです。

歴史の中ではどういった薬草や毒が使われてきたのか。その系譜を辿ると、私たちがこれからどのようにして健やかさを紡いでいくことができるのかが見えるようになります。

薬草をめぐる、日本の、そして世界への旅へ、さぁ出かけましょう！

ヒトは、こんなに前から薬草を使っていた

「日本人が薬草を使い始めたのはいつでしょうか？」

薬草のお話をするときに、よくするクイズです。西洋の文化がどんどん入ってくる安土桃山時代？　隋（現在の中華人民共和国）との交易が盛んになった飛鳥時代？　それとも、もっと前……？

その答えと合わせて、医療と薬草の出発点からお話をはじめたいと思います。

実は野生のチンパンジーも薬草を使うことが、アフリカ・タンザニアの国立公園で発見されました。

ある日、オスのチンパンジーが寄生虫病にかかったらしく、弱っていました。食欲もないようです。そのまま様子を見ていると、彼は森で、いつもは食べないはずのヴェルノニアという植物の葉と茎の皮をはぎ取り、わざわざ中の樹液を吸っていました。次の日、このチン

パンジーは何事もなかったかのように、元気になりました。

その後、それを観察していた研究者が不思議に思い、そのヴェルノニア（Vernonia amygdalina）を調べてみると、キク科の薬草で、寄生虫の産卵を抑制する成分を含んでいることがわかったのです。実は、ヴェルノニアの葉や樹皮には毒があり、チンパンジーが毒のない茎の髄だけを吸っていたのはさらに驚きです。おそらくチンパンジーは本能的に自分に必要な薬草を見つけ出す能力を持っていたのだろうと解釈されています。

他にもヴェルノニア以外の薬草をチンパンジーが使うところも観察されています。イチジク属の薬草（Ficus exasperata）を、チンパンジーは噛まずに飲みこむことがあります。この薬草は、チンパンジーにとって危険な腸内の寄生虫を殺す物質が含まれていますが、生きるために必要な他の有用細菌には悪影響を及ぼさないと分析されています。噛むと破壊されやすい物質だということもわかっているのか、丸呑みすることできちんと成分を最大限に利用しているようです。

おそらくこれが医療の始まりなのではないでしょうか。

つまり「**自己治療**」（セルフメディケーション）で、そうしようとする本能はもちろんヒトにも備わっています。

猿人類だけではなく、犬も胃の調子が悪いときに、草を食べて体調を整えたりします。友人も、飼い犬のお散歩中、体調を崩している時にセイタカアワダチソウを食べたと話してくれたことがありました。セイタカアワダチソウには抗生物質のような成分が含まれています。身近なところでこうした動物たちの生きるための習慣に触れたことのある方も多いと思います。

病気を治そうとする意思はもちろんですが、体力を使って疲れた時に酸味をとりたくなったり、喉がイガイガするとミント（薄荷《はっか》）などの清涼感を求めたりすること。そうした自然な欲求から出たセルフメディケーションの延長に薬草やハーブ療法があります。

日々の体調を整えるのに薬草を使うことは、本能的に組み込まれていて、無意識下で何が必要なのか知っている部分があるのではないかと時々感じます。ワークショップで正体のわからない薬草茶を飲み比べていただくと、飲みたいと思う薬草茶と体質がどうも関連していることがよくあります。

原始の医療

医療人類学を、少しひもといてみましょう。

ヒトにとっても、チンパンジーが行なっているようなセルフメディケーションが養生や医療の源流でした。これは世界各国どのエリアでも共通で、医療の歴史を辿っていくと、ここにたどり着きます。

そこから、それぞれの国や地域が辿ってきた歴史や文化の変遷、もともとの気候や環境、哲学や宗教などによって、多様なケアの手法や制度が生まれました。メソポタミア文明の楔形文字で書かれた粘土板には、すでに医薬に関しての記述があります。

日本を含めた近代国家で主流になっている現代医療は、それらが植民地とした先に帝国医療として浸透していきます。しかし、いわゆる先進国との関わりが薄かった地域などでは文化がガラパゴス化しており、現代でもプリミティブな呪術と混ざり合ったような治療が見受けられます。科学的な見解が生まれる前の初期の段階では、宗教や呪術と医療が結びついていることが多く、シャーマンなどの霊的能力を持つ人が儀式などを通じて病的状態の対処をしますが、今日でもそれらが行なわれているところもあるのです。

たとえば、東アフリカにあるコモロ社会では、ある種の病はジニという精霊が引き起こしていると考え、ンゴマという憑依治療儀礼が行なわれています。この社会では、病気の原因は呪いや精霊の仕業だとされており、シャーマンや神官たちが七日間の儀礼を通じて、病的状況を引き起こしている原因の精霊と向き合います。

最初の六日間は数十種類の薬草スチームを吸い込んだり、薬草の入った水を浴びる薬浴をしたり、薬木の根をすりおろして体に塗るといったハーバルケアを毎日行いますが、最終日の儀礼はとても興味深いものになっています。

最終日、だんだんトランス状態に入っていく患者は、いつもとは違う状態になり、患者本人と病気を起こしている精霊が分離しているとみなされる状態になります。そうしたら準備は完了で、次に病を起こす精霊ジニとの結婚式が始まります。

それまでは屋敷のお庭で治療を行ってきましたが、舞台を村の広場などの公共の場へ移し、祝宴が始まります。近隣の村からもたくさんお客さまをお迎えして、ジニへのお供え物も盛りだくさん。夜になると宴が始まり、患者の座る椅子を中心に、みんなで囲み、太鼓が鳴り、精霊の唄を歌い、手拍子をたたいて踊り、儀礼が盛り上がります。

そしてクライマックスへ。患者に精霊ジニの服を着せ、憑依しているジニに名前を名乗らせます。そこで発せられる、精霊の名前は患者とは違う名前です。そこには患者本人と精霊の二つの魂がいて、両方とも共に生きる社会の人々にその存在を承認してもらう。宴は翌日のお昼頃まで続き、その後、患者と精霊（病）は永く、共に暮らしていきます。

病という、もう一人の私との結婚。

病にはネガティブなイメージが強くありましたが、まさか結婚などお祝いするものという発想はありませんでした。花婿として病を引き起こす精霊ジニを、人間社会に迎え入れ、患者であるところの花嫁との友好的な関係を社会的に承認する。

たしかに、病になった時、私が私でなくなると感じます。できていたことが、できなくなる。身近な人たちも接し方が変わる。普通とは少し違う自分になった時、からだの健康以外にも社会的な健康をも失い、心の安定まで揺らしてしまう。「私のからだが悪くなった＝私が悪くなった」そんな風に考えてしまう時に、病が別人格だと捉えられたら、自己肯定感や自信が守られるのではないでしょうか。

患っている原因は、自分以外の、自分ではどうにもできない存在に由来する。自分のせいではない。でも、そんな「病」と結婚する。これから一緒に生きていく。そのことを自分も、家族も、周囲のみんなも認める。

結婚式を挙げることで、その事実を村人全員が歓迎するのも、生きやすい社会を構成する上ではとても大きいと思います。病になると私たちは家族や親しい友人など限られた人とだけで、その状況と向き合います。しかし、もし村人全員、地域社会全体で病を歓迎してお祝いしてくれるとしたらどうでしょうか。病に対する距離や視点がまったく変わってきてしまうと思います。それは病とその人の存在の両方を肯定する、とても寛容な社会の表れ。

見ず知らずの人が持っている未知の病気は怖いものです。でも、それが同じコミュニティの仲間で、病も含めてこれから共存していく存在なのだとしたら。それをシャーマンなどのプロフェッショナルたちも見守ってくれているのであれば、ぐっとお互いの生きやすさが上がるのではないでしょうか。

これらは科学的とは言いがたいかもしれない。しかしこのプリミティブな治療には、私たちが受けている治療とはまた違った効果があると思います。

治療とは何を治療するものなのか。非常に考えさせられることの多い、貴重な事例です。

日本と薬草① 古代医療から、聖徳太子と医療制度のはじまりへ

さて、現代の東アフリカから、日本へと目を向けて、縄文時代まで遡ってみましょう。約一万年前~紀元前四世紀のこと。今と違って狩猟採集民族であったこの頃は、食べ物や運動量も違うため、かかる病気も異なります。縄文時代にはガンや肥満、糖尿病、高血圧、心臓病はほとんど起こっていなかったと言われています。

そこから稲作が大陸から徐々に伝わり、農業が始まって定住し、ムラをつくりはじめる紀元前四世紀~三世紀。弥生時代に移ると、料理も大幅に変わります。雑食から、エネルギー

源は穀物の比率がぐんと上がります。栄養が偏り、縄文時代に比べて栄養不良を起こしやすくなったと考えられます（ちなみに、北海道と沖縄では弥生時代はなく、北海道は続縄文時代、沖縄では貝塚時代と呼ばれる狩猟採集経済の社会がそれぞれ続きます）。

また、集団生活が始まったけれども汚物の処理が確立されておらず、衛生管理が悪く、感染症や飲料水汚染が深刻となります。失敗を積み重ねながら、少しずつ集団は大きくなり、やがて国を持ち、文明を築きはじめます。

徐々に社会の形ができあがった後、文化的にも国としても一気に変革を迎えるのが聖徳太子のいた飛鳥時代でした。

この頃には大陸に屈強な隋という国ができあがっていました。人口も、学問のレベルも、国の組織力も、とても敵わない。そんな大国と対等に渡り合うため、大臣であり外交も指揮していた蘇我馬子と協調して聖徳太子は奔走します。

法律もなかったところに憲法一七条を制定し、冠位一二階で組織体制を固めていき、新しい思想である仏教にいち早く触れて国内に取り入れて、遣隋使という命がけの留学制度も行なって国境を超えて活躍できる人材を育て、急速なグローバライゼーションを進めました。

そこまではご存じの方も多いかと思いますが、聖徳太子が行なった（とされている）ことの中で医療や薬草に関することをご紹介しましょう。

日本で現存している記録の中で最古の薬草に関する記述は、『日本書紀』にあります。聖徳太子と推古天皇が六一一年から毎年五月五日に薬狩りを宮廷行事として行なっていたと書かれていました。男性は、薬の材料となる鹿の角を追い求め、女性たちは薬草を摘むということを、現在の奈良県の宇陀市や高取町のあたりで行なっていたようです。そのエリアは今でも製薬会社が立ち並び、各家庭を回って遠方までも置き薬を届ける売薬さんが現在でも二〇〇人ほどいらっしゃるという薬の町です。


そして、聖徳太子は五九三年（推古天皇元年）に大阪で四天王寺を建立します。軍事・警備関係で古神道派の物部氏と、外交官で仏教派の蘇我氏の激しい戦の最中、不利だった蘇我氏に勝利をもたらすようにと四天王の仏像を厩戸皇子聖徳太子が彫り、勝利したならばそれぞれを祀る四つのお寺（四箇院）を建てて、この世のすべての人々の救済にあたると約束をしたところ、形勢逆転で蘇我氏が勝利をおさめたので四天王寺を建立し、物部氏の魂も鎮めたとされます。

その四つのお寺は敬田院、施薬院、療病院、悲田院と呼ばれており、それぞれ役割がありました。敬田院はいわゆる寺院の働きをもち、施薬院と療病院は現在の病院や薬局、そして薬草園として活動をしていました。悲田院では身寄りのない老人や病人を引き取るという日本最古の社会福祉制度、社会福祉施設となったところです。

特に施薬院は庶民救済のための施設とされていました。仏教的な思想が、すべての人の救済という理念に流入していました。どんな人へも行き渡るケア、ということになると、どうしてもできることは限られてしまいますが、ビワの葉を手でこすって温め、患部にあてがうというような手当が行われていたそうです（王族、貴族に対しては、僧侶により、もっと厳格な薬の処方や治療、加持祈禱などが行なわれました）。

人手などのリソースも限られる中でどのように運営していたのかというと、施薬院にお世話になった人が回復したら、ボランティア側に回るといったこともあったようです。

クオリティの高い専門的治療のみを標榜すると、それを受けられる人も限られてしまいます。しかし、ケアを循環させていくことで、人々に広く健やかな暮らしを届けることができるようになります。こうした施薬院の試みというのは家族に対して行なう養生を社会の規模に拡張した貴重な例だと思います。

その後、四天王寺は第二次世界大戦の大阪空襲で消失するなど、たびたび危機に瀕しながらも、戦後の一九六三年には伽藍が再建されたのに続き、他の建物もどんどん復興していきました。約一四〇〇年間脈々と運営は続き、なんと現在でも四箇院事業は社会の状況や制度に合わせて柔軟に変化し、学校法人や社会福祉法人の形式をとって、学校法人四天王寺学園や、社会福祉法人四天王寺事業団といった団体を中心に、悲田・施薬・療病の各事業を継承発展させているのですから驚きです。

良い仕組みや思想は、生き続ける。関西にいると、その生きている歴史に触れることが多いので、今現在行われていることが一〇〇年後、二〇〇年後の未来につながると思わずにいられません。息の長い、本質的な生業が今ここで紡がれていくのです。

日本と薬草② 西洋のハーブが到来、信長と薬草

さまざまな薬草の歴史を見ていると、たいてい宗教と医療が密接な関係にあることがわかります。救済は信仰の普及にもつながります。宗教には人が集まるので、ある種の統率が生まれ、権力者との関係も近くなります。とりわけ、命の存続に関わる貴重な薬草、薬はお寺や国が管理していることも多くありました。正倉院などにも、当時の生薬がまだ大切に保管されて眠っています。聖徳太子の四天王寺以降も、大宝律令などで医療、調薬を管轄する典薬寮が登場したりして、医療体制を整えていきました。

そして、時は戦国時代。

このころには西洋との接点が濃くなり、新しい文化、新しい宗教が入ってきていました。織田信長は、大名の中でも南蛮文化を積極的に取り入れたことで有名です。ポルトガル人宣教師からハーブを医療に役立てることができるとの進言を受けたことを機に、本国（ポルトガル）から三〇〇〇種のハーブを用意させ、薬草栽培ができる土地を与えました。

その舞台となったのが、今の岐阜県と滋賀県の県境にある、伊吹山でした。

そうした信長による日本最初の西洋ハーブ園の伝説は『切支丹宗門来朝実記』や『南蛮寺興廃記』に記録が残っており、そこには一五六八年に織田信長の意向により、ポルトガル人宣教師のフランシスコ・カブラルが伊吹山での薬草栽培を行なったと書かれています。

もはや薬草園は残っておらず、伊吹山のどこで作られたかは謎のままです。しかし、それから四〇〇年ほど経った現在、やってきた外来ハーブは伊吹山の気候や風土に合うように進化してきました。持ち込まれたタイムは、イブキジャコウソウという伊吹山ならではのタイムに進化しているなど、伊吹山独特の二〇〇種類ほどの固定種の植物が生えており、その足跡を残しています。

その後、伊吹山が薬の山として名を馳せるようになったのは、江戸時代にお灸の元となるもぐさの産地として盛り上がりをみせたことが大きく影響しています。

そのきっかけと言われる巧みな宣伝のお話をしましょう。

江戸の頃には街道が発達していました。もぐさ屋の七兵衛はたくさんのお灸を売り歩き、中山道をたどって江戸へ着きます。商売で儲けたお金を使って吉原（花街）で遊んだ時に、「もぐさで儲けたお金をここで使うから、代わりに『江州柏原伊吹山　本家亀屋のきりもぐさ』のことを唄っておくれ」と、遊女たちに頼みました。まるで、ＣＭソングのようですね。そして地元に戻ってからも、中山道を往来する人々にお酒を振舞っては宣伝をお願いし続けたそうです。この作戦は功を奏して、街道沿いに唄が広まると共に、伊吹山のもぐさは旅人に購入されていき、日本中に知れ渡っていったといわれています。

日本と薬草③　吉宗の薬草政策と、名もなき村医たち

現在の日本では、生薬に関しては中国などからの輸入に頼っている状況であり、自給率が一三パーセント程度だというお話をしました。そこで内閣府も生薬の国内生産を推進しているのですが、これと同じことが江戸時代にも行なわれていました。

八代将軍徳川吉宗は、高い値段で輸入していたために生薬が民に行き渡っていないことが気になっていました。その頃、農村から江戸へ人口流入が激しくなり、没落した困窮者たち

が都市下層民として根付いたことで、彼らの衛生環境や医療環境が社会問題となっていたからです。そうした問題を改善するためにも吉宗は何か対策を考えねばならなかったのです。

そこで、考えたのが小石川養生所という無料の医療施設の設置や、幕府を上げて生薬の国産化でした。さっそく採薬使《さいやくし》を全国へ遣わせて薬草のリサーチをはじめました。

採薬使は日本各地へ赴き、国内で作れる薬物や有用品の探索と採取をして、地元の人々に何が役立つかを教えました。ついでに産物のリサーチも行なわれました。それがきっかけで、それぞれの地域が、地産の動植物への関心を高めることになったと言われています。

そうして全国には御薬園《おやくえん》という研究所が生まれ、現在は植物園として残っているところもあれば、大学の薬学部などに組み込まれていったところもあります。

江戸時代ではオタネニンジン（国産薬用人参）の栽培も会津、信州、松江では盛んとなり、少しずつ栽培も手がけられるようになってきました。そうして採れた国内の生薬、そして輸入された生薬はどちらも一度、大阪の道修町《どしょうまち》（現在の大阪市中央区）の薬問屋に集められ、検品などがなされて、また全国各地へと振り分けられていきました。

そうしたトップダウン型の医療体制とはまた別で、民衆の間でも日常的なケアが同時に行なわれていました。村に一人か二人は健康や病に詳しい人がいて、どんな症状の時にどんな薬草でケアをするのかが語り継がれています。

僻地に行くほど医師（そもそも医師がとても少ない時代です）が常駐するのが難しく、沖縄の離島などでは数年に一度、医師が来島するかどうかといったところでした。やってきた医師は人々が自ら行なえる医療を授けていきました。お腹が痛い時にはこの草を煎じて飲むこと、骨が折れたらあの草を貼って固定する、というように。急に病になった時に、自分たちでなんとかできるように、健康を自分たちで保っていけるように彼らが計らったことで、民間医療が集落の暮らしの中に根付いていきました。

今でも、沖縄や奄美諸島、八重山諸島などでは身近に薬草に詳しいおじぃやおばぁがいて「このあたりは、目に見えているすべての植物が薬草なのよ」と、教えてくれます。薬草のことを、「命薬《ぬちぐすい》」と呼び、お料理やお菓子にもたっぷりと使う。

与論島のおばぁは「一人が村の人（二〇〇〜三〇〇人）に教えてそれぞれ実践するようになり、子供たちはその二〇〇〜三〇〇人から少しずつ知恵のかけらを習って実践することによって、自分の知識を広げていく。そして自分の暮らしを作っていくのよ」と語ってくれました。たくさんの大人からもらった情報を、それぞれが編んで紡いでいく。時には勘違いしたり、実体験を通して学んだり、精査されたりもしながら。

秋田県ではもう少し首都との距離が近く、医学の書物が手に入ることもありました。それゆえ文字を読むことができる村長が村医を兼ねていたといわれています。その他にも、お寺に代々伝わる薬のレシピなどもあります。山が深く、薬草がたくさん採れ、またマタギによる狩猟も盛んで熊胆《ゆうたん》（熊の胆嚢）といった動物性の稀少な薬の材料も調達できたこともあり、薬のＤＩＹが文化として根付くことになりました。

そのため、秋田県には製薬会社が多く生まれています。法律が厳しくなっていく中で淘汰されていった薬たちも多くありましたが、今でも名高い龍角散の始まりの地でもあります。

世界の薬草①　中国と東洋の薬草医療

さて、今度は日本以外の国にも出かけてみましょう。

聖徳太子が活躍するもっと前――。後漢の時代にあたる西暦二五～二二〇年には、揚子江以北～黄河以南のエリアの薬草と薬効をまとめた『神農本草経《しんのうほんぞうきょう》』という本がまとめられました。中国最古の本草書・薬学書なので、薬膳などの基礎となる中医学の古典中の古典として読まれています。三六五種類の動植物、鉱物などの自然界にある薬物を紹介しています。

それまでは呪術や宗教と医学が混ざった状態から始まり、身近な自然の素材を使い、医療の神様が各国、各地に祀られていた状態から、学問としての医学が宗教から分離していく動きが起こったのです。

タイトルになっている「神農」とは、皇帝であり、農業と医療を民衆に伝えたといわれる伝説の神様。お茶を発見したり、鍬などの農具を発明したと語られています。

物語上では、身長二メートル六四センチ、脳と手足を除いてからだが半透明、牛の角のようなものが生えているなど、とんでもない形相だと語られています。有名な説話としては、「一日に一〇〇の草を食べて七二の毒にあたり、茶葉によって助かった。一二〇歳まで生きたが、蓄積した毒にやられた」というものがあります。

もちろん、一人でそんな大仕事はできないので、おそらく多くの先人、偉人の経験や知恵が結集して、「神農」という一つの人格を形作っていったと考えられています。それだけ多くの経験から、私たちの文化はできているということが感じられますね。

一方、西洋では古代ギリシャでは紀元前四六〇年頃にヒポクラテスが登場し、ギリシャの島々を巡回する医師として活躍しました。彼は現在でも医学の最も有名な古典として名高い『ヒポクラテス全集』の著者であり、診察・診断・治療を体系化して、医学の源流を形作っていきました。古代医療や養生論の発端です。

医学の父として現代でも名を馳せるヒポクラテスが起こした大きな変革のポイントとしては、それまで宗教や哲学などとカオティックに混ざり合っていた医療を、臨床、観察、経験からの科学的視点から体系化した学問として、迷信と呪術の世界から、そして当時ギリシャで盛り上がっていた思弁哲学から医学を切り離したことです。

それはやがてギリシャ医学と呼ばれ、古代ローマで集大成されることとなります。

一〇世紀ごろになると、国同士の交易が盛んになり、モンゴルが大陸の広い範囲に勢力を拡大したこともあって、東から西また西から東へと医学や薬草が運ばれることもあれば、流行病も運んでしまうこともありました。医療の在り方、病気の歴史は人間社会の変化や技術の刷新と共に変革を迎えていきます。

世界の薬草②　贅沢な暮らしの王様と、サレルノ養生訓

少し歴史を進めて、中世のイタリアへ舞台を移しましょう。

時は七世紀中盤。南イタリアの地中海がきらめく美しい街サレルノで、新たな動きが起こっていました。

この頃、古代ローマ帝国が非常に大きなエリアへと拡大していたこともあり、さまざまな

国籍の人々が混じり合っていました。ラテン、ギリシャ、北アフリカなど文化、宗教、生活習慣が違う医師がサレルノに集まり、健康とは何なのかと話し合いを重ねて行くうちに、世界初とされている医学の学校の誕生に結びつきました。これが「サレルノ医学校」です。

そんなサレルノ医学校で、現代の暮らしのヒントにもつながる一冊の本が書かれました。一一世紀に出版された、暮らしの中の養生と衛生の本『サレルノ養生訓』。時の英国王に献本されたもので、内容は六つの生活の基本（大気、飲食、運動、睡眠と覚醒、排泄と停留、情念）に沿った理想的な生活方法が書かれています。

「医術のより強力な最終目標とは、確実な食餌法である」

として、それぞれの体質に合った食材と、その食べ方なども記されているほか、手洗いを推奨するなどの衛生に関する指摘や、心の持ちよう、休息についても書かれています。

そんなサレルノの医師が英国の王様、ノルマンディー公へ健康のアドバイスをした手紙などにも、その断片がうかがえます。例として、その手紙の序文をご紹介しましょう。

【イギリス王への手紙】（序文の一部抜粋）

これからは三つの習慣があなたの医師代わりとなります。

まずゆったりくつろぐこと、
次にくよくよしないこと、
最後によい食事をとることです。

ここで言う「よい食事」は、ヒポクラテスの著書『養生法（ディアイタ）』の考え方や手法の流れを汲んでいます。これは今日でも健康食として名高い地中海料理のベースとなる食文化に影響を与えました。

その他にも、「気苦労を背負い込まず、烈火の如く怒ることは避けなさい」「食事が終わっても横にならず、昼寝は避けるのが良い」「トイレは我慢すると危険」といったような日常生活へのアドバイスが記されています。

実はこのころ、王族、貴族の暮らしが贅沢なものになっていった時期なので、現代でいう「生活習慣病」が出てきていたのです。飽食、偏食、運動不足の人たちへのアドバイスは時代を超えて共通です。現代の人にとっても、人ごとではないところがあります。

世界の薬草③　ヒルデガルトと西洋の薬草医療

同じく中世、ヨーロッパのメディカルハーブを語る上で外すことのできない女性をご紹介しましょう。

それは薬草学の母と呼ばれる修道女ヒルデガルト・〝フォン〟・ビンゲン（一〇九八〜一一七九）です。彼女は一二世紀に活躍し、今でもヨーロッパ最大の賢女と敬愛されています。彼女が生まれたのは神聖ローマ帝国のドイツ王国ラインラントにあるベルマースハイム村。地方貴族の一〇番目の子供でした。

幼少期（五歳）から幻視を体験していたこともあってか、両親が聖職者への道を望んだこともありますが、ヒルデガルトは八歳のときに自らの意思で修道女になり、ベネディクト会系男子修道院の修道女ユッタに育てられることになります。

この時代、一般的に勉強ができるところはなく、修道院が人々の教養の場となり、病院、薬局としても機能していました。修道院は基本的に自給自足で、ヒルデガルトのいた修道院にも薬草園が併設されていました。お料理やお茶としてスパイス、ハーブをたくさん使い、時には海外からも取り寄せていたそうです。

そして、治療のためのハーブの研究がなされていました。ハーブを乾燥させて一年中使えるようにするという知恵を生み出したのも、カトリック教会最古のベネディクト会から派生したシトー会の修道士たちの研究の功績だと言われています。

こうした修道院のお仕事を通じて、ヒルデガルトは医学を知り、臨床現場に立ち続けたのです。

彼女は多数の書籍を残していますが、執筆を始めたのは四三歳。きっかけは神の啓示を受けたことだといい、その初めての著書の中で幼少期からの幻視を告白しています。現在と違って男性中心の、魔女狩りも行なわれていた暗黒の時代に幻視体験を告白することは、非常に勇気のいることだったのではないかと思いますが、ここはヒルデガルトの腕の見せ所。彼女は交渉能力に長けた一面があり、きちんと執筆の許可を得て出版をしているのです。この幻視体験の話がマインツ大司教ハインリヒの耳にまで届き、多くの人が関心を寄せ始めます。

非常に多才な彼女は典礼用の宗教音楽、楽曲の作詞作曲を四九歳で手がけ、全国的に有名になったヒルデガルトに教わりたいと、各地から修道女たちが集まり始めるほどでした。

修道院が手狭になってきたので、新しい建物を建設し、教師、医者（ヨーロッパ初の女医)、博物学者、作曲家として多面的に活躍を続けます。

そして、数多くのハーブを栽培、治療のために活用する方法を記した『フィジカ』の執筆へとつながります。ここではヒポクラテスのギリシャ医学に通じる身体の四体液質(血液、黄胆汁、黒胆汁、粘液)と自然の四大エレメント(水、土、火、風)をベースにからだを捉えており、症状に合ったハーブとスパイスたっぷりの料理、ドリンクのレシピが紹介されています。

ついにはインゲルハイムの宮廷で国王フリードリッヒ一世との謁見も果たし、六〇歳の時から五年がかりで三回ドイツのあちこちを巡って説教旅行をしました。

六七歳では、今までは貴族しか入れなかった修道院も庶民のためにも開かれるべきと、リューデスハイムの丘、アイビンゲン地帯に庶民のための修道院を建設。六九歳の時に病に倒れ、三年の闘病を乗り越えたかと思うと、七二歳で再び各地へ説教の旅に出るという、バイタリティに溢れた人生を送っています。

そして一一七九年に八〇歳で永眠しました。その後、彼女の行ったハーブ医療について触れられることは徐々に減っていったのですが、現代に至り改めて注目を集めるようになりました。そのきっかけとなった二つの出来事があります。

一つ目は一九六〇年代後半、アメリカで女性解放運動が起こり、歴史的に活躍した女性に再び光が当てられた時に、ヒルデガルトも紹介されたことです。没後八〇〇年というタイミングでもヨーロッパで大きく注目されました。

二つ目は、ヘルツカ医師とシュトレーロフ医師の二人が、四〇年かけてヒルデガルトのハーブ療法の教えを現代的に読み解きつつ実践し、実際に効果があったものについて発表したことです。これによりハーブ療法が医療の世界で注目されるようになりました。

ヒルデガルトの建てた修道院は戦争で壊されたり、フランスのナポレオン軍に占拠されましたが、ドイツの領土に戻ってから、二〇世紀に同じ場所に聖ヒルデガルト女子修道院が建て直されています。

私もかつてフランクフルトからライン川沿いに電車で揺られて訪ねたことがあります。ヒルデガルトの書物がそろった本屋、シスターたちが作ったワインやハーブリキュールなどグローサリーが充実した売店、野菜たっぷりのランチが食べられるカフェなどが併設されていて、とっても気持ちの良いところです。ミサの時間に合わせて行って祈ることもできます。

ヒルデガルトに興味がある方、機会がありましたら、ぜひ彼女の命日である九月一七日に、遺骨が収められている教会で毎年行われているお祭りに行ってみてください。なんと、お骨に触れられるのです。そのため、熱心なファンが全国から集まってきます。

ヒルデガルトの「喜びのクッキー」

ヒルデガルトは、

「食欲、性欲、睡眠、すべての活動において一方の極端に走ることのないように心がけてバランスのとれた生活を重視します。バランスのとれた生活習慣はバランスのとれた考え方、人格を育てます」

と、偏り過ぎない中庸の暮らしが健康には大切だと説き、ファスティング（肉を断ち、嗜好品を控える）や、質の良い睡眠、入浴やサウナ、薬草湿布などによる浄化を勧めました。

心のバランスも大切にした彼女のレシピのうち、「喜びのクッキー」のレシピをこちらで少しアレンジしたものもご紹介しましょう。

❖ 喜びのクッキー

- **無塩バター**　一七〇グラム（室温にもどして柔らかくしておく）
- **ブラウンシュガー**　一・二五カップ

- **卵**　一個
- **ベーキングパウダー**　小さじ一
- **塩**　小さじ四分の一
- **薄力粉**　一三〇グラム
- **シナモン**（**粉**）　小さじ一
- **ナツメグ**（**粉**）　小さじ一
- **クローブ**（**粉**）　小さじ二分の一

１―柔らかくなったバターにブラウンシュガーを加えて泡立て器で練り、なめらかなクリーム状にする。卵を溶き入れて、混ぜ込む。

２―粉類はふるっておき、その半分を１に加えて木べらで混ぜる。ある程度混ざったら、残り半分も同様にさっくり混ぜる。

３―生地はとても柔らかいので、ラップに包んで冷凍庫で休めると、扱いやすくなります。オーブンは一八〇度に予熱しておく。

４―天板にオーブンシートを敷き、生地を直径三～四センチメートルくらいに丸めて乗せて、軽く押しつぶす（生地が広がるので、間隔は広めにあける）。一二～一五分焼き上げたら、鉄板の上で五分ほど置いたままにし、シートごとお皿やクーラーに移して粗熱を冷ます。

たっぷりスパイスを使うので、作っている時もにんまり笑顔になってしまう、とっても香り豊かなクッキー。一口食べると、バターの芳醇な風味とあわさって幸せな気持ちに包まれます。柔らかい生地なので、端をカリッと香ばしい焼き上がりに仕上げてみてださい。

世界の薬草④　貴族の薬草、民の薬草

医療史を読み解いていくと、「貴族の医療」の流れと「民の医療」の流れがそれぞれ動いていることに気づきます。希少な特効薬、優れた医師はどうしても限りがあり、万人には行き渡らないため、権力者のもとへ集まる傾向にあります。

中世末期には地中海貿易がさかんとなり、アラブ商人が扱う高価なスパイスやハーブが薬としてヨーロッパの貴族にこぞって求められるようになりました。アラブ世界の薬学も、商人たちのニーズもあって、手の込んだものになっていき、その様子はサレルノのニコラウスが記した『ニコラウスの処方集』などに見られ、一七五種類の処方が記録されています。

さらに、もともとアラブにあった薬に砂糖を使う習慣から、砂糖と合わせたスパイス、ハーブの商品が生まれました。中世の薬局の棚には砂糖が並べられていたといいます。美味しくて中毒性もあることからアラブのハーブ薬の消費量は一気に拡大しました。

その他、現存する最古のハーブ薬局と言われる、フィレンツェに本店を構えるサンタ・マリア・ノヴェッラのハーブから抽出した香水が貴族の間でものすごい人気が出るなど、メディカルハーブが嗜好品として広く使われるようになっていきました。

こうして商人たちも医療の業界にかかわり始めると、医師はもちろん薬局や薬剤師の一定の知識や技術の確かさが必要になります。そのため、この頃にヨーロッパの中でも先駆けてフランスが医師、薬剤師、薬局の資格や教育などの整備に乗り出します。

一方、民のケアはどのように広がっていったのでしょうか。

各村に伝わる身近な植物や動物由来のものを薬として取り入れていたのが口伝で知られていたのに加え、一五世紀に生まれた活版印刷の拡大の影響もあり、一七世紀には庶民の間で健康本が大ブームになりました。

その本の名は『アリストテレスのマスターピース』。といっても、実際のアリストテレスが書いたわけではなく、いかにもアリストテレスが書いたような設定で別の作者が綴っている生活の知恵の本で、一七世紀にロンドンで初版が登場してから一九世紀まで読み続けられたというロングセラーです。わかりやすい英語で綴られていたこともあり、英米を中心に広がっていきました。

その内容は、からだの構造やハーブの使い方、助産術などにはじまり、人間関係をうまく築いていくためのヒントや、人相・手相・夢判断についてまでも書かれています。占いやおまじないのような呪術のようなことも、時として人々の癒しの一部になるのは現在も同じですね。実はこの夢判断も含め、食養生などの内容は、ヒポクラテスから始まる伝統的な養生の流れを汲んでいます。

この本は、素人向けの医学書だと軽んじられることも多かったのですが、当時の人々の暮らしを想像する上では貴重な資料となります。

治療ではない、セルフケアを手軽に楽しめる暮らしの養生書。わかりやすく、実践しやすいもの。広く永く浸透していくには、こういった養生が大切なのだと、改めて感じます。

自然療法から現代医学へ

一八〇〇年代に入ると、錬金術から発展した化学により、生薬の中のどの成分が有効なのかが解明されはじめ、有効成分を単離しようとする動きが出てきました。これが近代薬学の源流です。

それまで主流だった自然療法から、現代医学と呼ばれる潮流へシフトするのは一八〇〇年代後半のこと。コレラや天然痘が流行するなどの社会問題もあり、それに対抗するためにウィルスの発見やワクチンの開発など、研究が進み、新たな治療技術がどんどん生まれたという背景があります。また、戦争の多い時代だったので、外傷の治療に効果が高い現代医学が必要とされ、広がっていきました。

戦争による医療の変化は国外にも及び、植民地になった国へ支配する国の医療が浸透していくという流れも起きました。これを社会科学では「帝国医療」と呼んでいます。戦争以外にも宣教医療、慈善医療といった形で、国境や大陸を越える共通言語のような医療が伝播していきました。

ヒトが知りうることは、自然の中のごく一部にしかすぎません。ヒトが認識し、扱えることを最大限有用化しているのが現代医療ともいえます。一方で伝統医療の捉えているものには、まだ科学では完全に解明できていない部分が多々あります。しかし、何千年という検証を経たということで昔から処方されてきた漢方薬は薬として認められています。伝承されてきたことの何が正しくて、何が誤っているのか、はっきりした答えを出すのは難しいところです。

日本でも明治時代に入ってからは漢方医制度が廃止されるなど、現代医療への切り替わりが急速に進められていました。そんな中で勢いを失っていった薬草文化ですが、おじいちゃん、おばあちゃんの知恵袋や村の食文化、お祭りなどの行事などに、ひっそりと名残を残しています。


資本主義のもと、コストが原動力となって社会が動いています。もちろん医療も同様で、各国の医療保険制度なども社会課題の一つです。一九世紀のヨーロッパでも、慢性疾患にかかってからの医療費の問題が生活を圧迫してしまう問題が起きていました。技術の進展によって薬や治療のコストが下がることも手伝って、少しずつ経済的正当化がなされるように、調整が行なわれ続けて現代に至ります。

トップダウンの医療制度を基にした治療と、永く暮らしの根底にあるボトムアップの養生。双方の流れが相俟って、各地風土から生まれた文化と結びつき、コモンとローカルのメディシンはそれぞれ多様性を保ちながら最適化していく。まるで生態系のようですね。

日本の薬草はいま、どうなっているか

医学の歴史を、個人的に好きなエピソードを中心にご紹介してきました。

日本では今、薬草は一般の人から遠い存在になっています。しかし生姜やヨモギをはじめ食材として身近なものも日常にはたくさんあります。ただ、からだの不調とその改善と薬草が結びつけられておらず、食事などに取り入れるなどの具体的な方法があまり知られていないだけなのです。

それは病院や薬局の数が増えたことで「自分で何とかしなくてはならない」という状況が改善されているということでもあるので、悪いことではありません。しかし、「病気」ではないときの健康を維持していくのは自分たちです。自ら能動的に、もしくは無意識の内に健康が叶えられるような習慣が浸透している状況を作りたいと思います。

現在、国内には薬草工場が何か所かありますが、四〇年前にあったピークからは売り上げ

が次第に下がってきているようです。当時は台湾やドイツ、フランスなどにもどんどん輸出していたイチョウや、オタネニンジン（薬用人参）は、海外産の格安のものに押されてしまっている。しかし、各地を回ってみると薬草栽培に希望を見出した新規就農者や若手が徐々に栽培を始めていたり、商品開発も積極的に行なっているケースに出会うことも増えてきています。

薬用としての薬草の栽培も、大手製薬メーカーさんが契約農家さんと進めて国産化を進めている部分もありますが、気候の影響も受けやすい自然の作物なので、なかなか有効成分の含有量や収量が安定するように植物を育てるというのは難しいそうです。

そして、私たち食の世界では、芍薬の花が食用として分類されるなど、法律の緩和も手伝って、地方創生の流れからの多様性のある食材が注目されていることもあり、薬用から食用への市場のシフトチェンジが、今、起こりつつあります。

世界の薬草はいま、どうなっているか

ＷＨＯ（世界保健機構）のレポートを見ていると、「健康の公平さ」（Health equity）が課題になっています。これからは各個人が積極的に健康に関わろうとすること、市民が情報を共有しあうこと、核となる価値の公平性がカギになると言われています。新しいグローバルヘルスの基盤を作ろうと、二一世紀型の栄養失調や伝染病など、時代によって変化する病の対策についても取り組み、ひいては健康で持続可能な都市デザイン、都市ガバナンスについても述べられており、二〇一五年に制定されたＳＤＧｓ（Sustainable Development Goals／持続可能な開発目標）も二〇三〇年に向けて一七の大きなゴールと、それに関する一六九の目標が設定されています。

そういった中、二〇〇〇年代にもＷＨＯでは伝統医療ワールドサーベイを行なっています。加盟国の伝統医療に関する政策や法規制の調査、薬用植物のモノグラフ作成、伝統医学国際会議などが実施され、日本財団もそれを支援しています。

近年、伝統医療に再度注目が集まっています。現代医学と伝統医療のそれぞれの長所をうまく合わせて最適化していこうという流れは、日本においては一九七〇年代後半に多くの漢方薬に保険が適用されるようになったことが大きな要因だと考えられています。さらに二〇〇〇年代前半に医学教育と薬学教育で漢方薬が必修科目に入ったこともあり、二〇一一年の日本漢方生薬製剤協会による調査では約九〇パーセントの医師が漢方薬を使用しているという状況になりました。

こうして伝統医学は少しずつ、注目されたり、解明されていく過渡期に現在ありますが、まだまだ自然界の中では人間の知っていることはわずかです。たとえば、一つの植物には一〇〇〇以上の成分が存在するとされ、しかもその多くがまだ解明され切っていないという、可能性に満ちた状態なのです。

現在開発されている新薬の四分の一は植物由来で、さらに何十万もの、検査をされていない薬理効果の可能性のある化合物を持つ植物があるといわれています。そんな莫大な種類の植物の中から人間に有益なものを選び、新しい薬を作り出していくのには、まだまだこれから何百年もかかるでしょう。新たな挑戦の道の途中なのです。

実はここで先に記したチンパンジーの自己治療（セルフメディケーション）に話は戻るの

ですが、現在も霊長類の行動を観察し、薬草の研究をすることが新薬の開発の基礎になっており研究機関から注目されています。実際に、どんどん開発されている新薬の約六〇パーセントは天然物からヒントを得て生まれているのです。

チンパンジーの使う薬草は、現地の生活でも虫下しや下痢止め、解熱剤、抗菌薬などとして病気の際に使用されるものもあります。天然物から得られた成分や、薬の化学構造の主要部が天然由来であったり、化学合成したものでも、天然物の生合成経路を真似ていたり。霊長類たちの行動の観察や、植物たちの解析といったプリミティブな研究が最先端の医療や養生に結びついている。まだまだ地球上の植物のうち、約一〇パーセントしか成分などの研究がなされていないのですから、想像できないほどの可能性が広がっています。

数千年、各国で培われてきた伝統医療の見直しも急速に進められ、現代医学との統合が進んでいます。私も、栄養学と薬膳学の両方を学んで、両方の手法を取り入れることでより良い食事が提案できるなと手応えを感じている者の一人です。得意分野が違うからこそ、統合することでより強みを活かし合えるケアへと進化していけるのです。

同様に、薬草のようなローテクノロジーの世界の可能性も、ハイテクノロジーが可能性を広げてくれたりもします。技術はものすごい勢いで進化し、ゲノム解析や遺伝子レベルでの品種改良も以前より手軽にできるようになり、栄養や薬効成分の含有量を高めたり、栽培のしやすさが改善されたりもしています。まだまだ新しいものを実際の暮らしの中へ落とし込むには、人間社会の方（法整備や、人々の理解なども含めて）が追いついていないくらいのこともたくさんありますが、薬と毒の関係と同様にテクノロジーも使い方次第で薬草にとってとても良い変化をもたらしてくれるものです。

たとえば自然交配は自然の中でも起こっているし、変化は進化の種にもなる。自然のままの良さも、人為が入るからこその良さも、フラットに受け止めたいところです。気候変動が続き、人口爆発目前となった現在、安定して農作物（食用も薬用も）が育つことが求められています。これをどう乗り越えていくのか、研究者たちは希望を見出しながら挑戦しています。そうした莫大な経験値や研究・検証が積み重なり、よりサステイナブルな医療や社会の在り方が最適化され続けているのです。

私もそうした流れに寄り添って、健やかな暮らしをどのように作っていけるのか、養生の試行錯誤を楽しみながら続けてみたいと思っています。

どんな人も、健やかさをまとっていられますように。

自分が健康でなければ、誰かの助けになることもできません。一人の健康は、周りの人をも健やかにし、社会の健やかさにもつながっていきます。

いつだって薬草は、うまく使えば、あらゆる生命の味方でいてくれる。民のための文化。

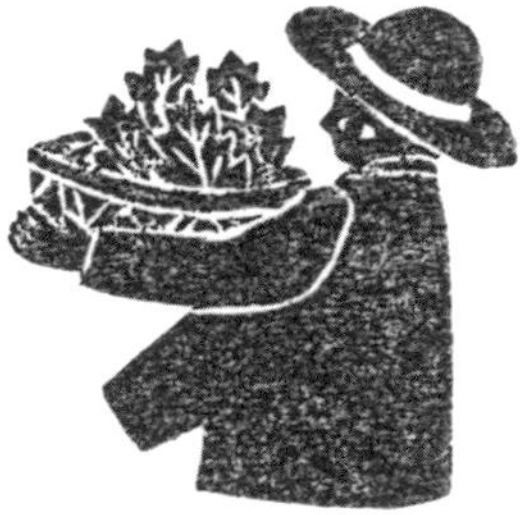

第5章 薬草を仕事にする

薬草を仕事にする

仕事をつくる

まさか自分が起業をするとは夢にも思っていませんでした。

ただ食べることと写真が好きで、マイペースな性格だったこともあり、新卒からフードコーディネーターの仕事をしていた会社勤めを一度離れてからは、のんびり自分のペースで仕事をしてきました。経営学もチームビルディングも、完全なる素人で、むしろ苦手意識のあった分野です。

そんな時に、予想外の巡り合わせで、薬草と出会いました。

これまで知らなかった暮らしの文化。薬草に携わる人たちのチャーミングさや、自然の恵みを届けたいという純粋な想いを聞いて私はすっかりファンになりました。そして、薬草茶を飲んだ時の「こんなに美味しいものがあったなんて!!」という感動。これらを自分一人の胸の内にしまっておくには、あまりにももったいない。

薬草の分野なら、今まで学んできた、栄養学や薬膳学の専門知識や経験を存分に活かせる。これから自然資源への注目はもっと高まるだろうし、東京の一極集中型から、ローカルへの力点の分散も次々と起こる。薬草の仕事を始めるなら、今しかないという感覚がありました。

薬草農家さん、薬草工場さんと知り合ってから、だんだん薬草の必要性を強く感じていき、仲間のデザイナーさんたちと話しているうちに、原料・加工・パッケージング・パッケージデザインが可能になり、商品を作ることができる状況が一気に揃ったのです。その間わずか三か月でした。

私がやりたかったのは「薬草」を通して健やかな食生活を提案する仕事でしたが、多くの人にとって薬草とは未知の食材です。特に都会ではそもそもそれを食べたり飲んだりすることができると思っているひとは非常に少ない。そうした方々に何かを提案しようと思ったとき、情報だけ投げかけるのでは全然伝わらないし、変化も起きない。それなら、コンセプトを商品にし、それを体験してもらえるようにするのが一番良いと考え、商品の小売り、卸販売事業を立ち上げることにしました。

薬草を広げる手段は色々あると思います。ライフワークで草の根運動の中で紹介していくこともできれば、小さなメディアを立ち上げて継続的に情報発信していく方法もあったでしょう。

私はパン屋の娘として育ち、ものを介して人とつながっていくということが想像しやすかったことと、マイペースに仕事ができる自由度の高さを保てることが薬草の販売をするという道を選んだ理由です。

tabelができるまで

はじまりは二〇一四年。その半年前くらいから食関係の知り合いが薬草を使うようになっていて、なんだか面白そうだなと気になっていました。それと同時に薬膳の勉強をしていた頃から好きだった中国産のハス茶を飲みながら、「なんで日本にはハスが生えているのに、ハス茶を作ってないんだろう」と、不思議に思っていたのです。当時、国産のはすの葉茶は、身の回りではほとんど売っていなかったのです。

また薬膳の材料に使える国産の生薬を探し始めていたのですが、ふと、それがまさに薬草たちであるということに気がつきました。いままで絵本で見たり、物語の中にでてくるだけの存在だった薬草が一気に身近になりました。すると見過ごしてきた道端のタンポポや街路のイチョウ、空き地に生えるヘビイチゴがお茶や薬に見えてきたのです。

古来、現代に脈々と歴史がつながる薬草文化。薬草のことをもっと知りたいし、使ってみたい。でも、どう学べば良いのかわかりませんでした。近くに教えてくれる先生は見当たらないし、本で読んだ情報だけでは暮らしに根付いた知恵や知識にならないので物足りません。ということで、思い切ってはす農家さんに会いに行こうと決めたのです。ウェブで調べられる情報を元に熊本にいらした農家さんに電話をかけました。このときはまだ商品を作ったり、それを仕事にしようとは一ミリも思っていませんでした。とにかく好奇心と興味が先立っていたのです。

せっかく九州に行くのだからと、薬草工場二軒と、薬草での町おこしをかかげて薬用植物の研究をしている佐賀県玄海町の薬用植物栽培研究所に見学を申し込みました。こうしてゴールデンウィーク三泊四日九州縦断薬草の旅に出かけることになりました。これが人生の転機になったのです。

旅が始まって早々、はす農家さんに出会った時点で大きな衝撃を受けました。

そこで見せていただいたはすは、なんと日本ではもうほとんどなくなった在来種のはすでした。帰宅してから葉を送ってもらい、乾燥させて茶葉にしてハス茶を淹れてみると、今まで飲んでいたハス茶は何だったんだろうと思うくらい、ものすごく美味しい。感動のあまり胸の高まりが抑えられませんでした。

その後に向かった熊本と宮崎の薬草工場さんも、とても温かく優しく迎えてくださり、薬草のことを丁寧にいろいろ教えてくれました。何しろこの時点では薬草については素人。お話をうかがえただけでも幸運なのに、「もし何か必要があれば、少量からでも加工しますから」と言ってもらえました。

九州に来てたった一日でとんでもなく素晴らしい素材と、専門知識が豊富な加工の専門家に出会えたのです。こんな素晴らしい作物やお茶を知らないなんてもったいない、と具体的に薬草を商品にするという気持ちが固まりました。絶対、喜んでいただけるものになるという、確信とともに。

はじめはクラウドファンディングにより大切な友人や仲間に支援してもらい、一〇〇万円の資金調達を生み出すことでスタートすることになりました。

そして幸運にもその時、友人の友人が結婚式の引き出物を探しているとの紹介があり、いきなり一〇〇個近いオーダーが入ったのです。

ちなみに会社（ブランド）の名前はウェブメディアHITSPAPERにて以前、私が書いていたインタビューシリーズのタイトルになっていた「Tab-el（たぶえる）」を継承しようと思っていました。「食べる」の語源である「給ぶ（たぶ）」から、「植物の力を給ぶ、得る」という意味を込めて作った造語です。

その後、もう少しわかりやすくしてはというアドバイスをもらって、コンパクトに「tabel（たべる）」に決定しました。英語が堪能な方にも「table（食卓）を連想させる良い名前だね」と好感触で、これしかない、と決めました。

さて結婚式の引き出物にピッタリなお茶はどのようなものが良いか、リサーチと試行錯誤の日々となりました。薬草の味や効果効能の研究をしつつ、霧島で仕入れてきた二〇種類の薬草茶をテイスティングして絞り込み、結婚式用のブレンドを仕上げます。

飲んだ中で一番美味しかったカキドオシを中心に据えることで、ようやく方向性が固まりました。垣根を通り越えていくくらい繁殖力が強いという名前の由来もあり、家と家の垣根を超えるなんて、結婚式にぴったり。カキドオシとの味や効能の相性を考えて相棒はハトムギになりました。こうして生まれた第一号の商品が「霧島のカキドオシとハトムギ茶」です。

カキドオシとハトムギは糖尿病やお肌の炎症に良いのです。食で生きていこうと決めるきっかけになった父の糖尿病にも良いし、ロゴやパッケージをデザインしてくれたNOSIGNER太刀川さんのアレルギー体質にも良い。実は、そうしたとてもパーソナルな恩返しを同時に叶えてくれたのもこの第一号のお茶でした。

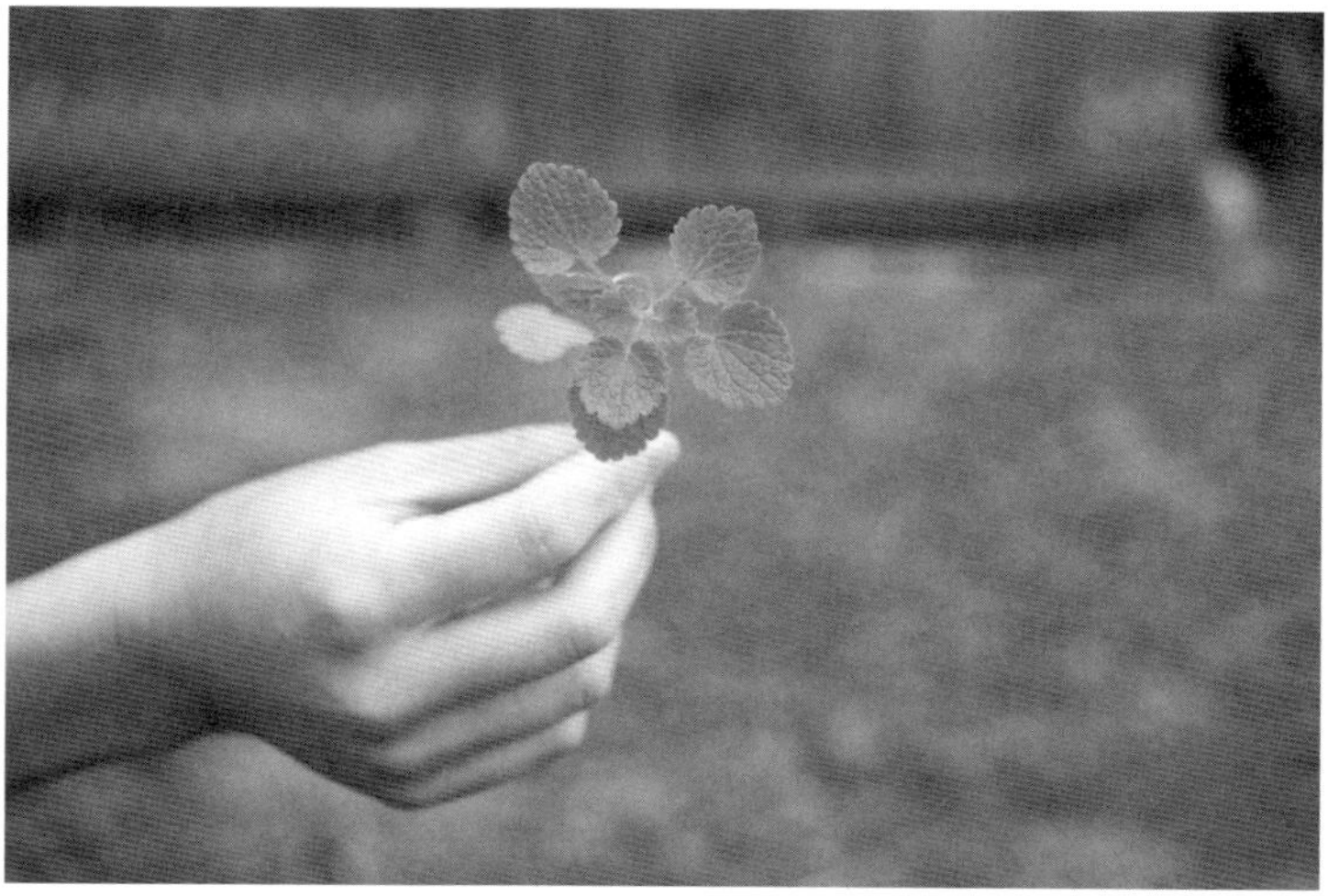

カキドオシ。日当たりの良い畑の脇などでよく見かける

こうして商品の形が見えてきたのが同年六月頃。資材の調達をどうしたら良いか、どんな袋の材質がヒートシーラーでとめられるか、脱酸素剤と乾燥剤の違いなど、ごくごく初歩的なこともことごとくわからない状態でしたが、薬草工場さんや資材屋さんに逐一教えてもらいながら、一歩ずつ学び、決めていきました。

なんとか皆さんの力を借りながら、七月中旬には無事に結婚式の納品も完了できたのです。

しかし商品ができただけではまだスタートラインに立ったばかりです。まだまだ課題が山積みでした。世の中でまったく知られていない商品を手にとっていただくまでには、たくさんの壁があります。簡易なウェブショップも開設しましたが、数多あるサイトの中で見知らぬお客さまがたどり着き、さらに購入するためには商品化とは違った努力が必要になります。

案の定、ウェブショップを開設した当初はまったく売れませんでした。

ブランドを育てていくフェーズにおいては先にブランドを立ち上げていた仲間たちの背中に学ぶところがとても大きかったです。そもそも値段のつけ方から仕入れの仕方、卸販売の掛け率などどれも自分ではわからないことだらけ。

そんな折、幸運なことに、仲間たちが立ち上げたブランドに撮影という形で関わっていたことで、値段をどう設定するか、仕入れのやりとりでの注意点、展示会に出て販路を広げるなどの新規ブランド立ち上げの基礎を間近で見て学ぶことができたのです。この経験がなければ、どのように商品を仕入れて、どのように売るかなんて想像もできなかったかもしれません。

tabelは立ち上げてからまだ四年目のブランドで、ビジネスモデルも「薬草茶を販売する」という何百年も前から変わらないシンプルなものです。これは人の生活の根幹にある健康を支える産業で、ローテクノロジーがゆえに誰でも小さく始めやすいというよい部分もある。これからも薬草文化を必要とする方にきちんと届き、皆で楽しみ、健やかな食卓を作って行くためにtabelは何をするべきなのか。常にその問いに立ち返りながら一〇年ほどのスパンをかけて形にしていけるように、じっくり取り組む覚悟が、事業に関わっての数年間で芽生えてきました。

現在、そして未来につなげたい、持続可能な薬草のあり方を模索することも仕事の中に組み込みながら、第二フェーズへのトランスフォームを画策中です。次に必要なのは、場を持つこと。

薬草農家さんには仲間が必要

会社がスタートして最初の二年間は、とにかく自腹で日本中の薬草リサーチに出かけました。薬草に関しては、地方に行かないと良い情報が手に入らないのです。というのも、薬草文化は息が長く、使う人も作る人も高齢化している場合が多い。つまり、ネット上にはほとんど情報があがってこないのです。知りたい情報は、足で集めなくてはなりません（事業のためというのは半分で、好奇心や旅に出たいという衝動にかられて動いていましたが）。

ローカルでのコミュニケーションの基本は電話やファックス、直接お会いして信頼を築くことがとても大切になるなど、都心部のワークスタイルの違いや、仕事やコミュニケーションのスピード感との違いに、ネット世代の私としては最初は戸惑いました（とはいえ最近は、地方でも世代交代も起こっており、二〇～三〇代の方たちが積極的に関わってくれるところも増えているので、大半はメールやＳＮＳを介した早いスピード感でコミュニケーションが取れています）。

そうして各地を回っていると、共通の問題点がいくつか浮かび上がってきました。

たとえば、薬草を採集する人が減っているということ。乾燥すると重量がぐんと減ってしまう薬草の収穫は、とても根気のいる作業です。しかも、貴重な薬草は盗掘されてしまったり、収穫の仕方をきちんと知らない素人がすべて取り尽くしてしまって来年から生えてこなくなるなどの問題も起こっており、うかつに人を増やしにくいという問題も一方である。

そして、ローカルではその辺に生えている自然資源は無料で手に入れられるため、価格設定が難しい。しかし、手間賃を考慮したちゃんとした値段をつけなければ、最低賃金の保障された時給制度の仕事になれている世代には、仕事として成り立たなくなってしまうということ。

薬草に関する仕事は、現代の農業や食品加工の分野においてはマイノリティであるため、薬草農家さんが孤軍奮闘しているケースに出会うことがよくありました。薬草自体の栽培方法も確立されていないものが多く、販路もあまり拓けていない。他の農作物に比べると、難しい部分が多く、教えてくれる人も少ないのです。その分、稀少性があったり、その土地ならではの文脈を背負っていたりと魅力も大きいのですが……。

そうした状況もあり、他の地域の薬草農家さんの話をすると、他の方の存在や取り組みを聞かせてもらうだけでも心強いと喜んでいただけることがあります。近くに仲間がいなくても、隣の県に同じ悩みを抱えている人がいたり、別の県にはそれを乗り越えた人がいたりするのです。

でもこれまで当事者の農家さんたちは物理的に距離もあり、単にきっかけも少ないので、あまりつながっていませんでした。だったら、農家さん同士が出会う場ができれば、それはお互いの助けになるのではないか。それがどういう形が良いのか模索しながら、ひとまずtabelのホームページに探訪した農家さんについての取材記事をためていくことにしました。できれば、そこから学び合いのギルドが生まれるようにと。

薬草の「ハブ」（関係がつながる拠点）をつくる

日本各地を取材をしていくなかで、さまざまな地域で出会った植物や文化の多様性にますます魅せられ、もっと知りたいという気持ちに拍車がかかりました。同時に、この多様性を知り、さまざまな地域の方々と仕事をしようと思った時に、直接現地に赴いて一軒ずつ訪ね歩く私一人しか話を聞けないという点を改善することもできるのではないかと思ったのです。実際、チームで動いていた時期には、「現地に行った人（＝私）しかわからないことが多すぎる」ということが問題になっていましたし、周りでも現場へ一緒に行って話を聞きたいという人が多くいました。もっと特定多数の人が交流できる場が欲しい。

北海道から沖縄まで、薬草を通してつながれるようなコミュニティ拠点ができないか。それができることで、先に問題としてあげた生産者さん同士の関係性も生まれ、分野を超えて学び合えたり、助け合えたりするのではないかと思いました。また薬草についてすでに取り組んでいる人も、まだ興味がある段階の人も、どこでどう学んで良いかがわからない人にとっても、情報やつながりが集まる場があると、面白い創発が起こりやすくなるのではないか。そう考えたのです。

面白いことに、同じ植物でも地域によって見方が全然違ったりします。たとえばスベリヒユは、山形県ではよく食べられる野草ですが、他の地域ではほとんど食べなかったりします。共有の自然の中で使うものをズラすことで、うまく取り合わずにすむという多様性の利点があるのですが、前提として普段は食べる文化がない植物の使い方や食べ方を知っておくと、いつもの食材が取れなかった時のバッファー（緩衝装置）になります。木曽では、軽く炒れば食べられる便利なブナなどの木の実も表年（豊作の年）と裏年（不作の年）があるそうで、裏年にはアク抜きに手間がかかるドングリを食べると教えてもらいました。

また郷土の文化においては「救荒食」というものがあり、どうしても食物が不足してしまう時に彼岸花の根などの普段は食べないものを手間暇をかけて毒抜きをして食べるといったことが昔から行われてきました。生きるために、なんとか食料が少ない時期も食べなければならない。今は食べ物や情報が手に入りやすくなっているとはいえ、知らないことを思いついたり調べたりすることはできません。備えあれば憂いなし、です。

地域ごとに違った生きる知恵が蓄積されていて、それを共有しあえると歴史に育まれた生

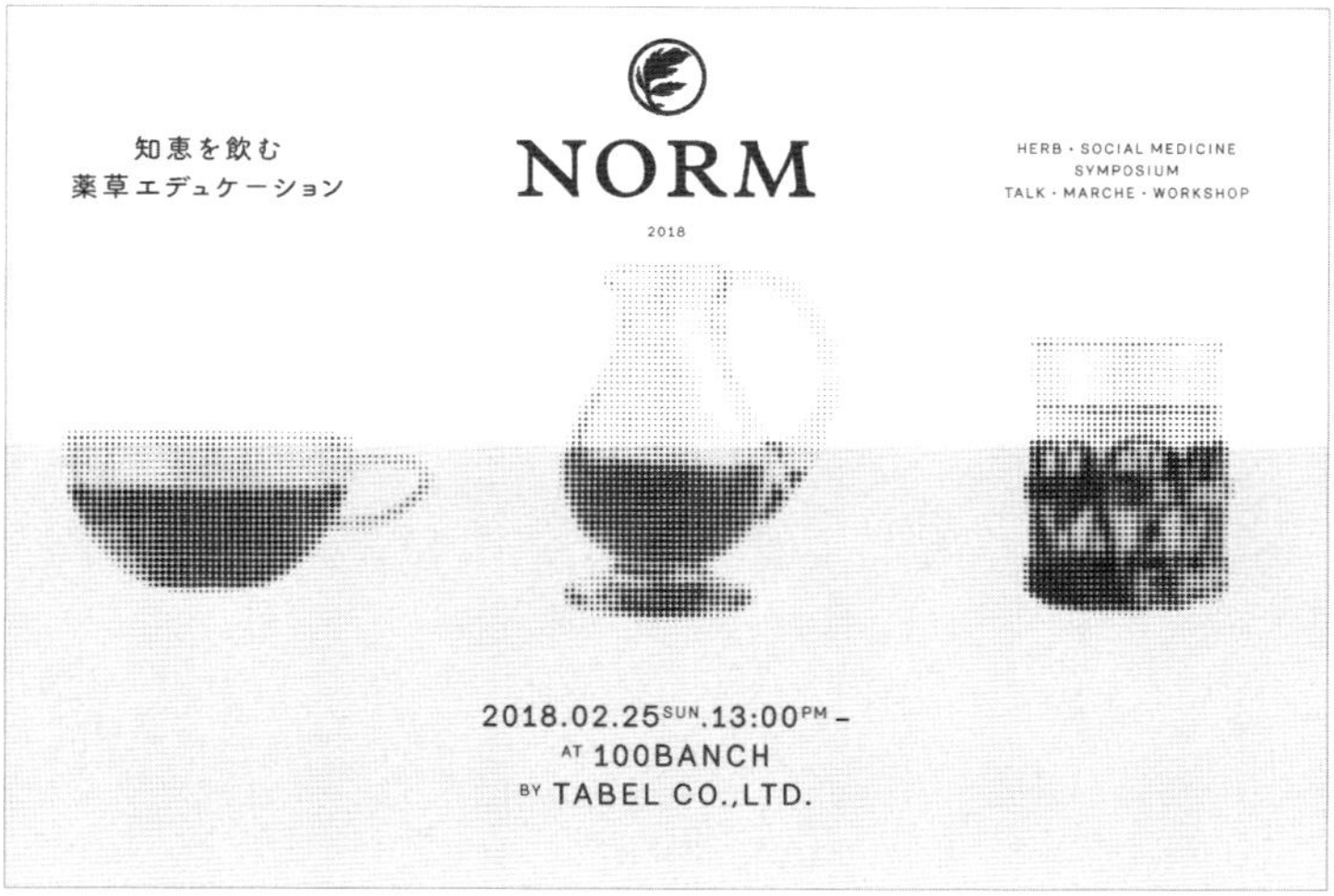

薬草大学NORM

きる力の基礎となっている構造が見え、応用力が培われます。特に、選択肢や思想が多様化して、人や物の移動の流動性が増している現在、郷土料理についても守るべき部分は守り、新しい食材や調理法も適度に加わってくる、変容のタイミングを迎えています。

多角的な視点を身につけておくことが新しい暮らしの形を生み出す上で非常に役に立つと思います。

そんなことも思い描きつつ、薬草を中心にそれに関わる人々をつなぐ「ハブ」のようなコミュニティが作れないだろうかと考えています。

薬草に関する学問は、医薬品に関しては長年研究がなされ、さまざまな協会も

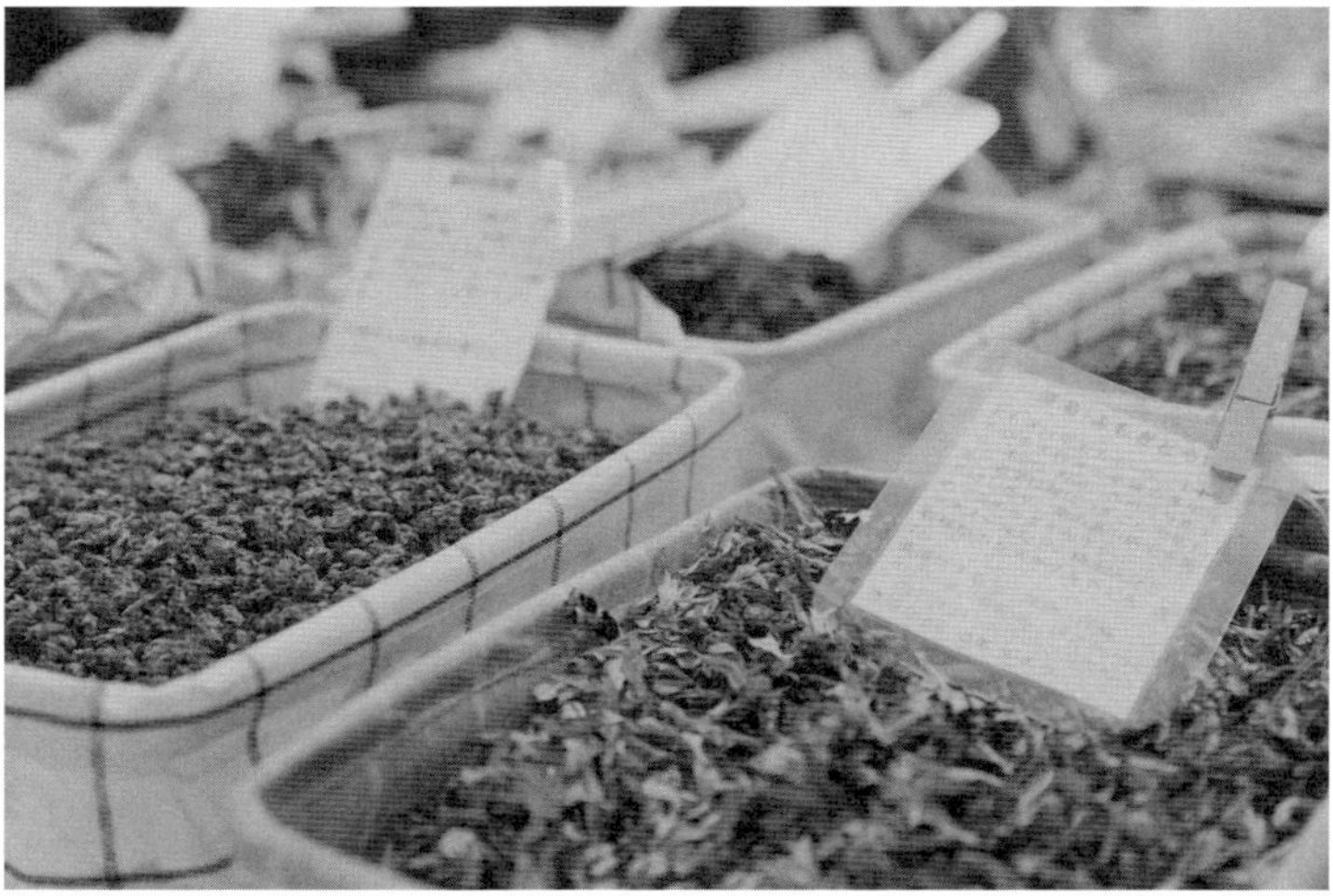

薬草大学NORM マルシェの風景

立ち上がっています。一般ユーザー向けのシンポジウムや資格なども登場してきており、各地域での商品づくりや研究、コンテンツ作りをしている皆さんが集う場もあります。そういった場に関わらせていただきつつ、複数の分野にまたがる場を作ろうとしています。古き良き風習と最先端の科学や研究のどちらも大切で、共存できる提案をしていきたいと思っていますし、私個人としては薬草に紐づく歴史や生活文化、気候風土との関わりなど幅広く興味があるからです。

そんな構想から三年。ついに、二〇一八年二月に渋谷100BANCH（ヒャクバンチ）にてキックオフを行なった「薬草大学NORM」は、自然治癒としての薬草の分野だけではなく、科学的なアプローチや、法律、民藝など分野もさまざまで、行政、企業、メディアなど分野を超えた専門家も招いて互いに学び合い、参加者同士が支え合うギルドになっていく場としてスタートしています。日本全国をキャンパスに見立ててこれからも開講していく予定です。

なぜ、薬草農家はオープンに教えてくれるのか

農業としてはマイノリティであり、高齢化が進んでいるグループも多いことから、いきなり見ず知らずの私が飛び込んでいっても、歓迎していただけることが多かったのも、ありがたかったことの一つです。特殊なものを扱っているので、余所からの来訪者を歓迎しないのではないかと、取材に行く前は不安が募ったのですが、いざ現地に行ってみるとびっくりするほどオープンでした。あれもこれも教えていただいたり、自家用に使う程度の種をわけていただいたりしました。

そういったことから薬草文化が、もともと民のための生きる知恵で、オープンソースの文

化だったのだ、ということに思い至りました。

もちろん、植物によっては育てるのに何年もかかったり、希少なものは秘密裏に育てられてきた歴史もあります。たとえば、先に、島根県松江で育てられている国産薬用人参のオタネニンジンについて、江戸時代には小さな島で育てられており、その島は薬用人参を栽培しているとわからないように「大根島」と名づけられていたとご紹介しました。盗掘のリスクを減らすには知られていないことが何よりの防犯になったのです。

しかし、現在は状況が変わりました。

こんなに素晴らしい、生きることの根幹にある土着の文化が廃れようとしていて、そのことに危機感を持っている人も多くいる。採集場所や加工法など、秘密にするべきところはもちろんありますが、伝えるべき部分は伝えないと必要な人に届かない。

文化を受け継ぐということにおいて、二〇〜四〇代の若い世代が六〇代以上の方々に古来の知恵を教えてもらうことが、年配の世代の誇りや自信を取り戻すことにつながっていると感じることがあります。

というのも、古老たちに話を聞いていくと、近代化が進む高度成長期時代、薬草を使った手当が好ましく思われなかったケースもあったようです。たとえば、傷にヨモギを揉み込んで塗るというケアについて、医者に「不衛生なのでやめてください」と止められたことや、子供に「そんな土っぽくて、よくわかんないのは嫌だ」と拒否された経験から「もう、こういった古い知恵は好まれないんだ」と、話題にすることをやめてしまったという方も多くいらしたようです。

そして病院や薬局が増えて、必要なときにすぐ傷薬や消毒液を買うことができるようになり、植物でケアをする必要性もなくなってきました。

薬や薬局、病院が普及することは良いことなのですが、昔ながらの文化が否定されてしまったという心の傷がそこに生まれてしまった可能性があることは気がかりです。そうでなくても、メディアの光を浴びておらず観光化されていない地域の人々は都心部に対して謙遜しすぎる傾向があり、「うちの村には何にもない」「こんな大したことないお料理で申し訳ない」と、たびたびおっしゃることがありました。こんなに美味しい空気と水と食べ物があって、都心部にはない豊かな自然と多様でサステイナブルな食文化があるのに！

そんなこともあり、望まれていない（もしくは、望まれているかわからない）ものをわざわざ教えない、という部分もあるのですが、こちらから「興味があるので教えてください」とお願いすると、とても喜んでいただけます。それは一種の自己肯定感につながっている気がしています。

皆、誰かに頼られるのは嬉しい。自分がやってきたことを肯定されると嬉しい。それが美味しいことだったり、体に良いことだったり、楽しかったり、教えた人も教わった人も幸せになることだったら、なおさらです。

最初は恥ずかしいとおっしゃるかもしれませんが、ぜひ好奇心をたっぷりもって習ってみてください。きちんと信頼を築き、尊敬の気持ちをこめてお願いすれば、きっと喜んで教えてくれるはず。もちろん、教えたいこと、教えたくないことのグラデーションもあるので、身近なところにいくらでも生えているものから少しずつ教えてもらうのがポイントです。

薬草に関わる人々と場

二〇一四年五月の九州薬草リサーチの旅を皮切りに、三五都道府県七八か所（二〇一八年三月末現在）へ出かけました。もちろん、最初はすべて自腹です。旅行好きなのと、好奇心も手伝って、飛び込みで電話をかけてみては、お話を聞かせていただいていました。今考えると、仕事になるかどうかもわからない状態の見ず知らずの私を快く迎えてくださったのは優しさ。本当に感謝しています。

最初はネットなどで調べてコンタクトを取るところからはじまり、だんだん横のつながりで紹介してもらえたり、薬草農家さんに出会えるコツもわかってきて、日本中に薬草つながりができてきました。

薬草に携わるみなさんは、何十年も研究や製造を積み重ねて来られた先生もいらっしゃれば、学びながら一生懸命仕事をしている同世代の人たち、大人顔負けの観察力と記憶力で森を案内してくれる子どもたちまで、年齢層も幅広い。自然と向き合い、健康に携わるお仕事だからか、「豊かな自然を次世代につなげたい」「周りのみなさんの健康のために」「この地域のために」と、純粋な心で励んでいらっしゃる方が多いと思います。そういったこともあって、私は薬草そのものも大好きですが、薬草に関わっている皆さんのことも大ファンなのです。

そんな皆さんのことをここで少しご紹介させていただきます。

会津のオタネニンジン（国産薬用人参）

新宿からバスに揺られて五時間ほど。お仕事で会津にご縁ができて何度か通ううちに「会津の喜多方に素敵な薬草店があるよ」とご紹介いただいて、お会いすることになりました。

喜多方ラーメンを食べてから、昔ながらの立派な蔵が建ち並ぶエリアへ。

清水薬草有限会社は、一九四六年に設立しました。喜多方の町で愛されてきた薬局です。ここでは薬剤師のお母さんと相談しながら、自分に合った薬草を買うことができます。

会津にはいろんな薬草がありますが、特筆すべきはなんと言っても「オタネニンジン」。高麗人参と聞いてイメージする、あの漢方薬局に並んでいる薬用人参の国産ものです。

会津と薬用人参の歴史は切っても切れません。先にもご紹介しましたが、薬用人参は高値で取引されていたため、朝鮮半島からやってきた種は、江戸時代（八代将軍吉宗の時代）に徳川幕府の親藩であった会津藩、信州藩、雲州藩（現在の松江）の三か所のみで栽培が許可されました。将軍から授かった種ということで、会津では「御種人参（オタネニンジン）」と呼ばれています。

数十年前もオタネニンジンの栽培農家は三六〇戸ほどもあり、アジア圏の外国からも出稼ぎの人々が農作業をしに来ていたそうです。しかし、私が訪れた二〇一五年には両手で数えられるほどの生産農家さんの軒数に減ってしまいました。そして、作り手のほとんどが七〇代ということで、栽培期間が四～五年かかるオタネニンジンの育て方を新規就農で最初から学ぶには、今すぐ始めないといけないくらい追い込まれた状況でした。

それほどまでに栽培が落ち込んだ理由の一つは、海外産の安いものに国内外の市場を取ら

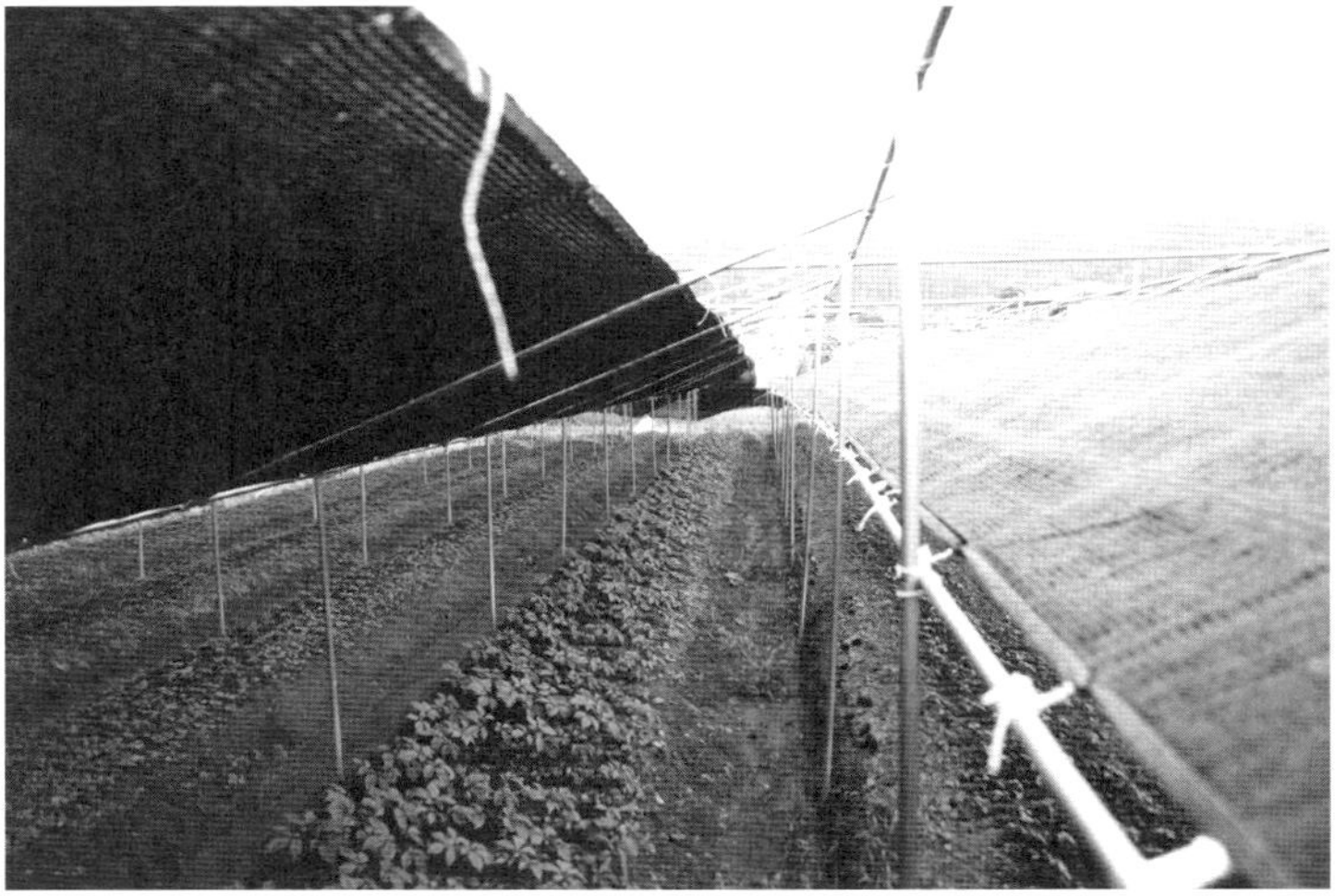

オタネニンジンの栽培風景

れたことです。そして、栽培期間が長くて難しいため、リスクが大きくて新規就農のハードルが高くなっていたのです。

しかし、ふるさとの歴史を背負ってきた大事な文化や産業の危機をほうってけないと立ち上がったのが、清水薬草の後継ぎである清水琢さんでした。

琢さんは東京でシステムエンジニアとして勤めた後、故郷の会津へとUターンし、家業を継ぐことにしました。幼いころに父が運転するトラックに乗って眺めていたオタネニンジンの畑が広がる会津盆地の風景が、どんどん変わっていっていくのを見て、これはなんとかしなければと自ら栽培に着手したのです。

「人参は人が参ると書くように、頻繁に畑に通わないといけないんです」と、笑う琢さん。七〇代の先輩農家さんから教えてもらいながら、薬局業の合間に畑へと足を運び、農業法人も立ち上げます。

元々は人参農家さんからオタネニンジンを仕入れる側だった清水薬草さんですが、最盛期は海外への輸出も積極的に行なっていた会津人参農業協同組合が二〇一二年に解散した時に、オタネニンジンの加工場を買い取って会津人参栽培研究会も立ち上げ、生産者の確保や若手継承者の育成に力を入れています。

その努力が実って、二〇一八年には会津全体の人参農家数は二八戸（既存一〇名、新規一八名）に増えました。琢さんの故郷や人参へのひたむきな情熱に出会うと、ファンになって思わず一緒に栽培を始めてみたくなる人が現れるのもよくわかります。

オタネニンジンを乾燥させたものや粉末は、ほんのり甘味と苦味があって、料理にもよく合います。秋になると生のオタネニンジンが出回り、毎年楽しみにしているおばあちゃんたちから問い合わせがあるのだとか。

サムゲタンに使われているのは有名ですが、会津ではオタネニンジンの天ぷらがのったお蕎麦が食べられます。そういった食文化がしっかり根付いていることもあって、薬効は強いのですが、法律上は食用として流通することができます。私はポトフに入れたり、ホットミルクに加えたりするのが好きです。

オタネニンジンにはジンセノサイドという成分が二〇種ほど含まれており、カフェインのような覚醒作用があるため、疲れてだるくてやる気が出ない、体が重たい日などに飲むようにしています。疲れやすい体質の私にとっても大切な活力源であるオタネニンジン。多くの人の元気の源として届くといいなと思います。

奄美諸島の薬草ぱーぱー

小さな島々をたくさん含む琉球では、昔はお医者さんが常駐できない島が多くあり、その代わりに民間療法がずば抜けて発達しました。数年に一度来るかどうかの医師が島へ訪れた時、「腹痛の時は、この草を煎じて飲む」などと、処置を教えて残した名残だそうです。同じ日本でありますが、まったく違った歴史や文化を培ってきた沖縄と奄美諸島。これはもっと知りたいと、リサーチにでかけることにしました。

琉球文化圏には薬草文化がとても濃厚に残っています。さんぴん茶（ジャスミン茶）や

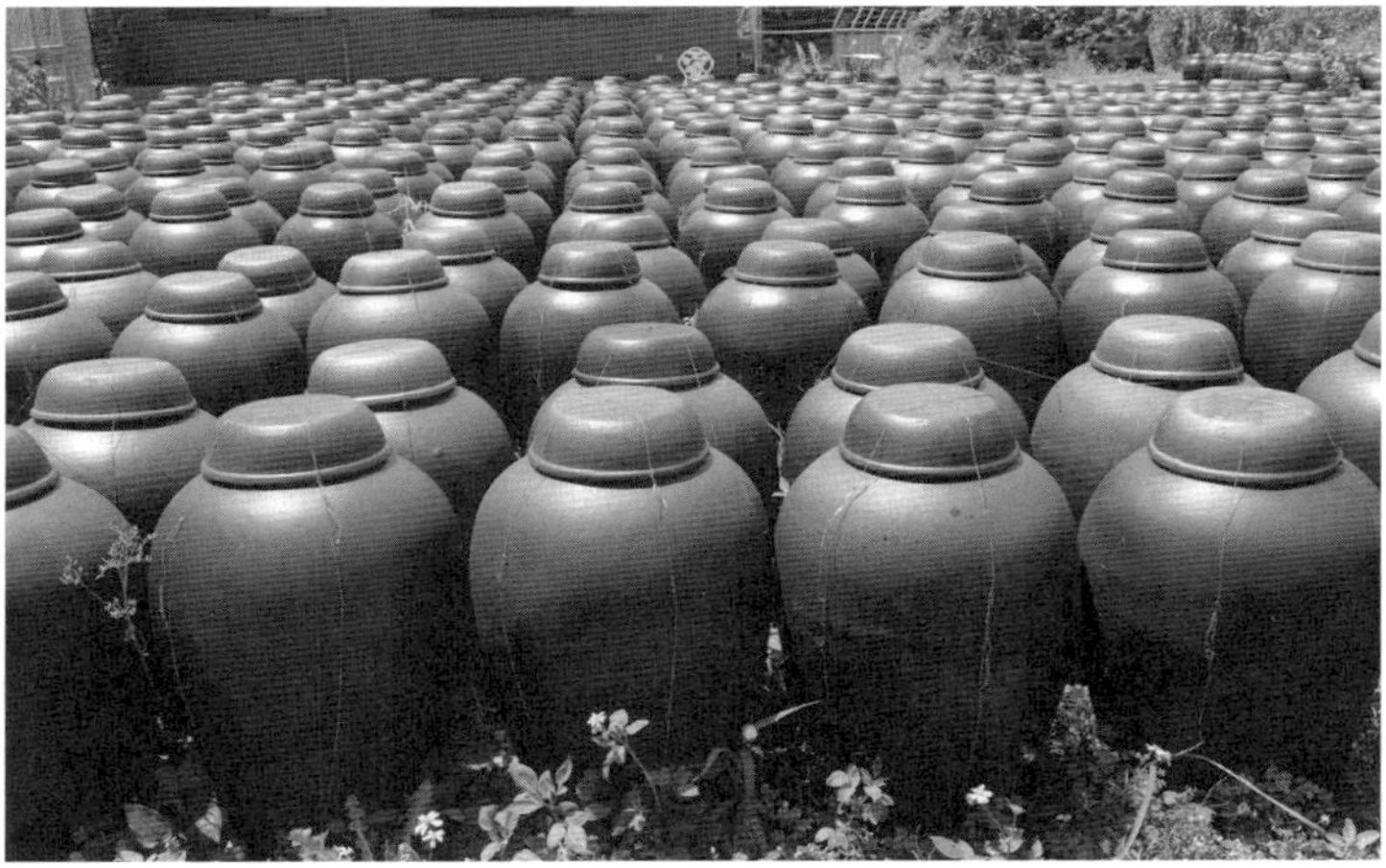

昔は各家庭で調味料を作っていた。
今でも甕で仕込んだキビ酢は島の特産品

うっちん茶（ウコン茶）をはじめ、身近なお店で買うことができる薬草茶もたくさんあり、日常にすっかり溶け込んでいます。月桃やノニやマンジェリコン、最近ではモリンガなど本州では見かけないハーブがたくさん生えていて、「目に見える植物は、全部薬草」だというぱーぱー（島言葉でおばあちゃんの意味）もいるくらい、料理からお茶から編み物、お守りまで至る所で活用します。厳密に言うと、琉球文化と奄美の文化は少し違うのですが、島によっては混ざり合っている部分も多くあります。

「島に、すごい薬草ぱーぱーがいるから行ってみるといいよ。顔を見ただけで、その人の体の状態を見抜いて、必要な薬

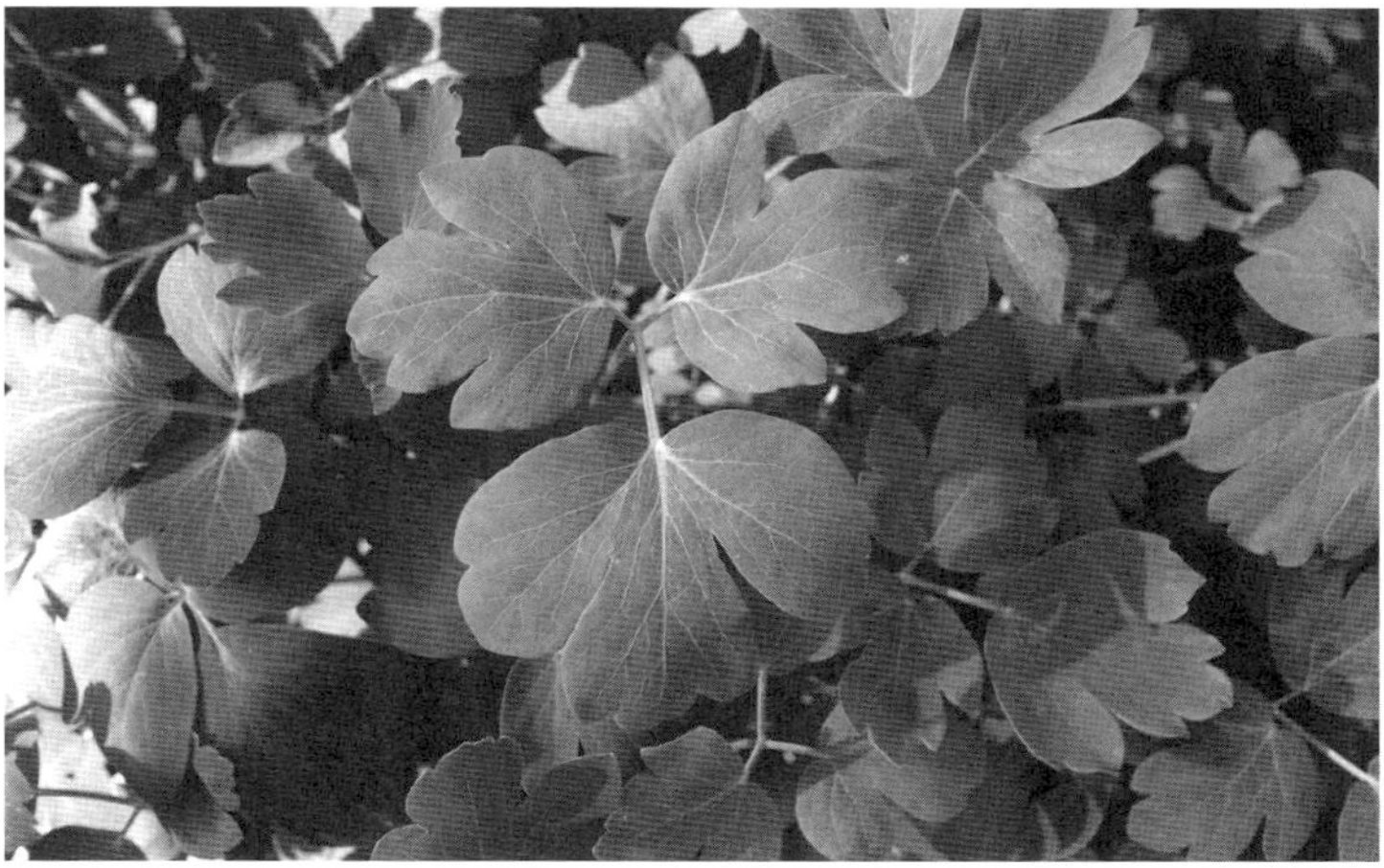

野菜としてもよく使う長命草。
一株食べると寿命が一日延びると言われるくらいミネラルが豊富

草をおすすめしてくれる」

知人からそんな噂を聞いて紹介していただき、飛行機や船に乗って海を渡ります。東京から島へ移住したアンニャ（島言葉でお姉さんの意味）に案内していただきながら、琉球文化と日本の流通が混ざり合う家々を通って、ぱーぱーの家へ。


ぱーぱーの家の庭には、薬草がたくさん、生き生きと茂っていました。最近はちょっと足が悪いというぱーぱーにゆっくりついていって、ひとつひとつの薬草について教えてもらう。

数十年前のこと。ぱーぱー自身が病に伏した時に、島の人たちが「あの薬草がいいよ」と教えてくれたそうです。それから自分でも薬草について調べ始め、必要な薬草が島のどこに生えているか探して島中をまわり、たくさんの家庭のお庭も見せてもらって、ついに探し当てたそうです。その時に島のどこにどんな薬草が生えているのか学び、その宝の地図のような薬草群生マップがぱーぱーの頭の中にできあがりました。

やがてぱーぱーも回復し、カイロプラクティックを学んでケアする側に回ります。私も「血液が足りていないから桑の葉茶を毎日飲んで、人参をしっかり食べなさい」とアドバイスをもらい、帰ってすぐ人参をたっぷり買い込み、家にあった桑の葉茶を飲みました。

病に伏した時、生きた知恵をくれる人がいる。

「二〇〇人くらいの大人が、ほんの少しずつ知恵の断片を子供に教えて、一人の人間の中で必要な知恵が積み上げられる。そして、その人も誰かに伝えていくのよ」

そうやって有機的に、生きる知恵が編集されて継承されていくのかと驚きつつ、ぱーぱーのお話を丁寧に聞き、受け取らせていただきました。

ヨモギ餅を蒸して待ってくれていたぱーぱー。見えないものまで見えてるんじゃないかと思うくらい、何でもお見通し。「最近、お墓参り行ってないでしょう」とズバリ当てられたので、戻ってからちゃんとお参りしました。まだ貧血の気はあるのですが、あの時に抱えていたものは少し手放せました。報告も兼ねて、またぱーぱーに会いにいきたいです。

飛騨市――まちづくりと薬草

二〇一四年の秋に飛騨市で開催された全国薬草シンポジウム。薬草をもっと知りたい熱にかられた私は居ても立ってもいられなくなり、横浜からアクセルを踏み込んで、初めて飛騨古川を訪れました。

飛騨市は地方創生が謳われる前の、かなり早い時期から薬草事業に取り組んでおられます。二〇〇〇年にランドスケープデザインの観点から土地の恵み（資源）や文化をリサーチし、薬学博士の村上光太郎先生と共に山々にどんな有用植物が生えているのかをまとめられたそうです。

リサーチやワークショップ、先生方との交流を重ねるうちに、薬草を活用した商品やサービスを行うＮＰＯが市民主体で立ち上がり、日本各地から薬草ファンが集う薬草シンポジウムも開催されるようになりました。盛りだくさんの薬草料理や薬草ワークショップが登場。市役所に勤めておられる皆さんも、自ら薬酒を漬け込んだり、暮らしに楽しく薬草を取り入れていることに感銘を受けました。その場で出会った参加者の方々には後日薬草の種をわけていただいたり、今でも仲良くしていただいています。

それから少し時が過ぎた二〇一六年の秋。その時のシンポジウム参加者の方がtabelの話を飛騨市の職員さんにしてくださったようで「飛騨市では地域の薬草を市民の健康な暮らしに活用しようとまちづくりを始めております。薬草茶のワークショップの講師など、引き受けていただけるでしょうか」と、突然ご連絡をいただきました。

冬がはじまる直前に、飛騨古川を再訪しました。多くの人が魅了されるように、ここには古き良き街並みと、工芸や文化風習も色濃く残った暮らしが根付いています。街の人もとても魅力的なので、話しこんでいるうちにリピーターになったり、移住してしまう人もいるほどです。

郷土料理のナツメの甘露煮や、村上先生が教えてくださったという葛の花を蜂蜜で練り上げた葛の花玉などなど。最近では町のお母さんたちが作っている野草茶や野草グラノーラも人気があり、飛騨の酒蔵さんが開発した葛の花のリキュールも登場しました。葛の花の甘い香りが入ったお茶やお酒、とても美味しいです。

現在は飛騨市薬草フェスティバルという形で年に一回イベントが行われています。ワークショップで体感したりしながら、ぜひ一泊して、飛騨の日常の魅力も存分に味わってみてくださいね。薬草ファンなら、飛騨古川にある料理旅館蕪水亭さんで宿泊して野草料理を堪能されるのが最強のコースです！(フェスティバルの懇親会のお料理も、担当しておられます)。

薬草栽培って儲かるの？

「薬草を栽培してみたい」「薬草の商品を作ってみたい」という農家さんに時々出会います。これから米価が下がるなど、現状の農業では生きていけなくなるという危機感をお持ちの方が、単価の高い作物に切り替えたいケース、または、新規就農で面白そうな作物に挑戦したいケースなどでご相談を受けます。正直なところ、儲かるのかどうかについては戦略や営業力次第な部分が大きく、お答えするのが難しいなといつも悩みます。

普段、栽培しておられるメインの作物の横にも、農薬などを特に使っていないのであれば雑草扱いされていたスギナやヨモギなどを収穫し、加工品を作ることができます。メインの作物の定植や収穫などの繁忙期以外に、収穫できるものを見つけると、負担が少なく始められると思います。

医薬品の材料として買い取ってもらう場合は、価格の相場がすでに決まっています。「薬価」と言って、昔の米や塩がそうだったように価格が管理されているのです。二年ごとの改正はありますが、年々下がる傾向にあるようです。

というのも、海外産のものが非常に安く、物によっては国産だと一〇倍ほど値が高くなることもあり、これ以上は上げられないこと、国全体の医療費を増やしたくないという方針も加わった価格ですが、「これでは採算が合わない」という農家さんもいます。

薬の材料となると品質も重要になるので、特定の成分が何パーセント以上含まれていないと規定上、どうしても医薬品にすることができないので買い取れないなどのケースも起こります（専門知識が必要になる分、ちゃんと教えてもいただけるようです）。しかし、そういった条件をクリアして「カノコソウなら安定して収穫できるし、それなりの値段になる」など、その土地に適した薬草の栽培を見出して農業団体を作り、きちんと経営をされているところもあります。土壌や気候との相性と、市場との相性の両方が重なり合った薬草があるなら、ビジネスとして勝算はあります。

中国も生薬の輸出制限がかかり（乱獲防止のためとも、中国国内の富裕層が増えたことによる高品質生薬の消費が増えたためとも言われています）、日本でも原料の確保が懸念されているので、日本政府としても国内生産を進めたいと動いていますし、ユーザーからのニーズもあります。

薬用として薬草栽培を始められたい方は、買取先との連携がうまく取れるかどうかが肝心な第一歩になると思います。

薬草業界に必要な流通と市場の開拓

始めやすいのは食用の薬草

もう少し自由度が高くて始めやすいのは食品として扱える薬草です。

ヨモギやスギナ、クマザサなどを筆頭に、繁殖力が強く、日本の中でも生活圏で広く分布していて、天然でも一定の量が確保できるものもあります。まだ栽培方法が確立されていないものも多いので、本を片手に手探りで栽培しながら、自家採種でじわじわ増やしていくことになります（山野草ガーデニングの本や、医薬基盤研究所で研究された栽培方法をまとめた冊子『薬用植物　品質と評価』などが参考になります）。

食品は、自分たちで売り値を設定でき、販売先も身の回りに多くあるので小商いを始めるのにはお手軽です。

ビワや桑の葉のように、すでに商品が出回っているものは商品作りも始めやすいですが、競合も多くなります。もう少し競争率の低いものとなると、今度は認知度が低いため、お客さまがどう使ってよいかわからず、また探している人も少なく、購買までのハードルが上がります。

それを乗り越えるためには、いつ、どのように使えばよいのか、どのような効果があるかなど、お客さまの素朴な疑問に丁寧にお答えしていくコミュニケーションが大切となります。お茶の場合だと、たとえ抽出時間はお好みで、どのタイミングで飲んでもよいとしても、そこに何か一つの提案があるだけで、はじめてその薬草茶に接する人にとっては関わり方がわかりやすく、イメージしやすくなることで購入への安心感につながっていきます。

食材としても提供する場合も、細やかに、手順やどんな美味しいお料理が完成するかなどがイメージしやすくなると、興味を持ったり、やってみようと一歩目を踏み出しやすくなります。

かつては二〇〜三〇分ほど煮出すことで飲んでいた薬草茶も、慌しく生活し仕事をしている現代では、飲むまでのそうした工程に負担を感じてしまいます。変容していく暮らしにあわせて薬草たちの取り扱い方を変化させていくことが薬草文化をつなげていく鍵になると思っています。

たとえば、リーフ（お茶葉）の断裁をティバッグの中身くらいの粗い粉末まで刻めば抽出時間は半分程度まで短くできます（ただし、抽出時間が短くなると、苦味や渋味など早く出やすい味が強くなり、一方で時間をかければ出てくる成分や風味が十分に出ないこともあります）。

また急須がない家庭やオフィスも増えているので、ティバッグの商品があると、淹れられるシーンがぐんと増えます。発達した技術を取り入れることで、より美味しくて効果的な淹れ方を引き出すケースはいくつもあると思います。そういう意味では、パウダーも非常に便利で価値があります。

文化や伝統は、同じ形のまま受け継ぐだけでなく、良き本質を変えることなく、生活や社会の変化に合わせて柔軟に接触面を変化させていくこと（どのように出会い、どのように触れてもらうか）が、長く活力をもって根付いていくことにつながるのだと思います。生きることは、活動することとは、エネルギーを動かして変化すること。知恵や文化や技術もまた、そう言えるのではないでしょうか。

新たな薬草ファンはどこにいる？

今までの薬草茶は、自然豊かな町の家庭で作られていたり、健康意識の高い女性が専門店などで購入しているケースが多かったと思います。

私自身、初めて出会ったとき、薬草はすごく面白いと思うと同時に、どうして今まで知らなかったんだろうと不思議に思いました。きっと、食に興味のある人や、伝統や郷土に関心のある人も、同じように面白いと思ってくれるはずです。カフェインを控えている妊婦さんたちにとっても、ノンカフェインの飲み物のバリエーションを増やしてくれる薬草は魅力的です。

でも、あまり知られていません。これは本当にもったいないことです。

特に最近では、何度も世界一のレストランとして輝いているNOMAなど、美食のカテゴリーで郷土の食材の再解釈がどんどん行なわれています。ハーブをふんだんに使っていたフレンチのレストランでも、自分たちの国の在来食材や野草が取り入れられることが増えてきています。

未知の食材を開拓したり、自分たちのルーツを探っていく旅は、物と情報と流通が早くなったことで画一化が進んだ社会の反動として求められているところがあるのかもしれません。自分自身のルーツに還りたいという欲求を、人は本能的に求めているようです。

薬草はワインのように、品種・製法による違い、作り手の思い、文化的要素など、学びたくなるうんちくも多く、男性がはまることも少なくありません。

また、地域ごとでの産品開発もさかんに行なわれていることもあり、お土産品としての需要があります。tabelを始めてわかったことですが、海外からのお客さまが野草茶をお土産として買っていかれることも多いのです。

ハーブティを健康や美容などのために飲む文化は、日本よりアジアや欧米など海外で根付いています。彼ら／彼女らにとっては日本産の今まで飲んだことのないハーブ（薬草茶）が興味深いようです。たしかに私も海外で知らないハーブに出会ったらついつい購入してしまうので、その気持ちはよくわかります。

薬草は、もっとたくさんのシーンで主役になれるし、たくさんの人に楽しんでもらえるちからがあると思います。

薬草茶を商品にした理由

とにかく手軽に！ 食生活のアップデート入門

薬草は材料なので、どういう加工品を商品にするかは、入浴剤や化粧品、染料なども含めると、食品にとどまらず莫大な選択肢があります。

私の専門性や関心は「食」に関することにありましたので、薬草を主役にしようと思ったとき、従来の健康食品の市場から、メジャーな一般食品の市場へどのようにシフトチェンジできるか、ということを考えました。

そこで選んだのがお茶でした。先にも少しお話ししましたが、その背景には、管理栄養士や薬膳調理師として食事相談にのった時に、忙しくて家にいる時間が短い人に対しては、「料理の提案」がしづらいという悩みがありました。料理は日々のことなので、作る負担を感じてしまうと続けられないのです。

でも、お茶だったら、設備的なハードルが低い。料理だとコンロなどの設備や包丁や鍋などのツールが必要になりますが、お茶はお湯とコップがあれば大丈夫です。半日待てるのであれば、お湯でなくて水でも抽出できます。

またスキルとしても料理よりも簡単です。料理が苦手な人でも、お茶はお湯やお水を注ぐだけで美味しく淹れられます（もちろん、お茶の淹れ方を極めようとすれば、ものすごく奥が深いのですが）。

薬草茶を商品化していくうちに、お茶という選択をして良かったと思うことが増えてきました。乾物なので乾燥と保管ができていれば一〜二年日持ちしますので、使う人も、売る人も管理がとても楽です。常温保存で良いという点も保管コストや購入のハードルを下げる利点となります。

製造過程においても、食品の乾燥というのは何世紀も前から行なわれてきた食品加工の基礎中の基礎になります。他の多くの食材に有効な工程なので、すでに乾燥機を持っておられる農家さんや加工所も多く、その点のハードルが低いことも私にとっては助かりました。

稲や野菜の乾燥機で薬草茶を作ってくださる方もいらっしゃいますし、もし小規模で販売をしたいと考える場合でも家庭用の食材乾燥機がかなり手ごろな値段で購入できるようになったので、新たに導入する場合でも進めやすい。

もちろん自然乾燥にこだわった薬草茶をマルシェや道の駅などで販売している方もいらっしゃいます。

乾燥という調理は一見簡単そうに見えますが、やってみると、温度や加熱時間、乾燥する方法などによって味や色もすごく左右されますし、賞味期限も変わります。その日の室温や湿度、収穫してきてからの状況にも影響されるので、職人の勘も必要になりますし、作り手の好みやクセも出ます（焙煎も個性がわかりやすく出ます）。なかなか奥深いものです。

このように考えていくと、薬草茶は作るときも使うときも無理がない。現在も、ミルク割りなど新しい飲み方が増えてきています。時代に合わせてこれからもレシピが進化していくのが楽しみです。

どんなお茶があるか

薬草茶の種類はたくさんあります。

基本的に、毒性がない植物であり、周囲で農薬や除草剤が撒かれていなければ、美味しいかどうかは別として薬草茶を作れます（イチョウの葉のように、ごく微量の毒性があるものもお茶にする場合があります。お酒が百薬の長となるか、中毒性が出てくるかといったように身近な食材でも良し悪しの両面があるように、毒と薬は紙一重であることが多いのです)。

薬草茶を作ってみたいなら、まずは食経験のあるもの(どこかの国や町などで、長らく食べられてきて経験的に安全であるだろうと思われるもの)で、身近に生えている手に入りやすいものから、始めてみましょう。本やウェブ上にレシピもたくさん載っています。

たとえば、ヨモギ、スギナ、タンポポ、オオバコあたりは人里に生えていますし、毒草と間違えるリスクも少ないので、おすすめです。

そういった草花のお茶(葉や茎だけではなく、花や根も使うことも多々あります)の他に、樹木の葉や実、樹皮を煎じて飲むこともあります。

キハダもその一つです。アイヌ民族は昔からキハダ(アイヌ語ではシケレペ)の実をラタシケプというジャガイモやかぼちゃの煮物をマッシュした料理に加えてアクセントにした郷土料理を食べたり、胃腸を整える効能があるので葉などを煮出して食事に合わせるお茶として飲んだりしてきました。本州でも、キハダの樹皮は民間薬にもよく使われる原料として、用いられてきました(キハダの樹皮は法律上、もっぱら医薬品に指定されていますので、基本的には販売しないようご注意ください)。

阿寒アイヌのお母さんは、

「森にはたくさんキハダの樹が生えているけれど、特に美味しい実がなる樹があって、それを目指して毎年取りに行くのよ。でも、その樹が台風で倒れてしまったから、また美味しい実がなる樹を探しに行かなくてはいけないのだけど……」

と、話してくださいました。

同じ植物でも少し場所や収穫時期が変わるだけでも風味が変わりますので、何度も試していただけると面白いと思います。


草色が多い薬草茶ですが、果実や果皮などの乾燥を加えることで見た目も華やかになり、風味の幅もぐんと広がります。柑橘類の皮など、手に入りやすいものも少し加えてみてください。爽やかな香りが立って、気持ちもほぐしてくれます。

一般的な薬草茶づくりに慣れてきたら、毒性はないけれど、まだお茶になっていなかった植物のお茶づくりに挑戦するのも楽しいです。

先日、北海道・名寄の友達と、夏野菜の葉っぱを使って色々お茶づくりを試した結果、「トマトの葉茶」が美味しかったのが印象的でした。案外、まだまだ新しい発見がたくさんあるのかもしれません。

薬草ガーデニングのすすめ

薬草が面白い！と、思った時に、都心部など緑の少ないエリアではなかなか入手困難であるという壁に、まずぶつかります。

三〇～四〇年前に野草ブームが起こった時には、遠方から来た一般の人たちが薬草を根ごと取り尽くしてしまい、翌年から生えてこなくなったという話をあちこちの山間部で聞きました。地元の人はちゃんと来年も同じ場所で収穫できるように、一部を残したり根を残したりして採っているのですが、初めての人や他所からきた人たちは知ってか知らずか場を荒らしてしまいます。

そんなこともあり、地元の方たちの間では迂闊に薬草や山菜、きのこの採集については他人に（家族にも）教えないで墓場まで持っていくトップシークレットになっていることも多々あります。それが故に、薬草採集をする人をうまく増やせず、収穫量自体も減りつつある薬草の産地もあり、難しい問題です。

限りある共有の自然をうまく使っていくため、自分で使う薬草は、自分で栽培するのが一番良いのではないかと思います。使う人にとっても、わざわざ遠方へ取りに行く苦労もないですし、育てて愛でる楽しみも増えます。キッチンガーデニングのようにハーブをポットで育てる延長で、薬草を育ててみてはいかがでしょうか。

探してみると意外とネット上でも苗や種が売られています。

私もウコンやカキドオシなどをお庭で育てています（ドクダミやヘビイチゴは勝手に生えてきます）。日当たりや水はけ、気温など、環境や土との相性もあるので、枯らしてしまったものも多いのですが、よく使うことがあって、繁殖力も高いものから挑戦してみてはいかがでしょうか。

庭を放ったらかしにしておくと、人の手を介さず勝手に生えてくる植物たちがたくさんいます。勝手に生えてくる子たちは、きちんと自分が生きるのに適した環境に現れるので、その子たちが得意な生育環境を調べて、似た環境を好む植物を選んで植えてあげるのも良いかと思います。

福井県では柿の木が各家庭にほぼ必ず一本は植えられていました。柿は食べられるし、酢も作れる。ヘタや種は生薬にもなるし、葉はお茶にできる……非常に便利です。

こういった各家庭に一本ある樹というのがあちこちの地域であり、佐賀県嬉野ではチャノキが各家庭に一本、高知では柚子の木が各家庭に一本植わっていたりします。そして、これは食文化にもつながっていて、高知の料理は柚子の果汁をお酢がわりにどんどん使い、寿司酢も柚子果汁で仕立てます。また山形県ではウコギ垣と言って、家の垣根としてウコギを植えていて、春の新芽を食材にしたり、緊急時の薬として使えるようになっています。

近所で自生している植物たちは、自分の家でも育ちやすいです。まずは家の周りの植物たちを観察しながら種類を見定めて、小さな薬草ガーデンを始めてみてはいかがでしょうか。


すでに農業に取り組まれている方も、農薬などを使っていないのであれば、近くに生えている薬草の採集や加工をしてみたり、販売が軌道に乗るようだったら専用に栽培も始めてみるのもおすすめです。

メインで栽培している農作物と忙しさのピークをずらして収穫できるものだと、負担が少なく始められると思います。農作物より香りが強かったり、それ自体カロリーが低かったりタンパク源にならないものも多いので、「そういえば周りは獣害が出ているのに、薬草は獣害にあいにくいのか、被害が出なかった」という声を聞いたこともあります。

食べて（飲んで）良し、育ててよしの薬草栽培は、おすすめですよ。日々の楽しみも倍増します。

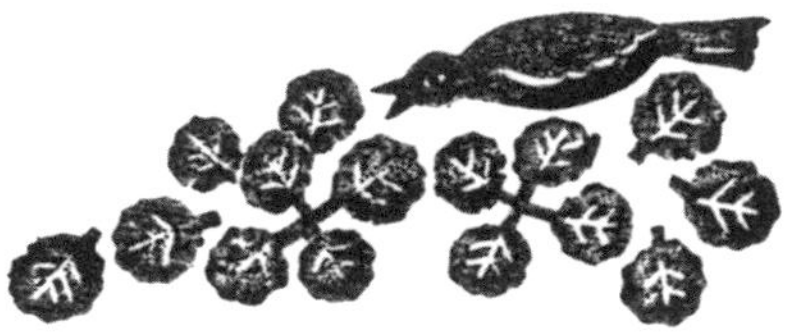

第6章
薬草のすすめ

tabelが国産を選ぶ理由

輸入ものでも、良いものは多い

tabelでは商品にするものにいくつかルールを定めています。

前提として、農薬・化学肥料不使用で栽培していること(もしくは、天然のものを採種していること)。作り手さんと直接信頼関係をつむぎ、彼らも販売拡大を望んでいて、その規模感が双方にとって適正であること。その薬草がメジャーすぎずマイナーすぎない絶妙なバランスの認知度であり、その薬草の効能を必要としている人がいること。そして何より、美味しいこと。

主に、こういった条件をクリアしたものを、商品として開発するようにしています。

ということで、基本的に国産のものを扱っています。そのためいくつかの制限といくつかの広がる可能性を有しています。

制限としては、国産の薬草は、栽培エリアが狭く（大量収穫が見込めない）、また栽培に人件費もかかるので、輸入ものより高い値段になるということがあります。そのため商品としては価値をしっかりと伝えることと、価格に見合った品質を提供することが求められます。広がる可能性としては、先にもお伝えしたようにローカルな仕事や小商いを生み出していけることと、未利用だった自然資源を活用するという意識が伝播していくこと。そして、疲弊している薬草産業の方々が培ってこられた技術や知恵を継承し、きちんと未来につなげられること。そうすることで、国際情勢がどのように変動しても国内の薬草によってある程度健康を担保することができます。また、自然災害などの緊急事態に陥っても、身近な薬草の知恵を知っていれば怪我や病気の応急ケアが可能になりますし、緊急食の選択肢も増えます。

海外にも、良い品質の薬草を思いを込めて作っていらっしゃる方はたくさんいらっしゃいます。そんな中で、あえて国産を応援する理由は、そうした部分への期待をしたいからです。

日本人のルーツを見直すということ

薬草の世界に触れていくと、思いもよらなかった日本の文化や歴史がどんどんひもとかれていくのが魅力の一つです。薬草の視点を持って、ある程度知っているつもりだった生まれ故郷に戻ってみると、まったく違った風に見えてくるのでとても新鮮です。

たとえば、大阪市にある四天王寺。飛鳥時代、聖徳太子が活躍した時にも国際的な港だったところで、何度もお参りはしていましたが、第4章でお話ししたように日本最古の福祉施設であったことが見えてきました。

その他にも、実家から数駅隣の河内小坂には、昔から屠蘇散《とそさん》を作っている立石春洋堂さんがあり、奈良の春日大社さんに納めていることにも気づきました。新年の薬草といえば、一年の健康を祈っていただくお屠蘇。その元となるスパイスセットが屠蘇散です。

何気なく自転車で通っていた北浜の道修町《どしょうまち》は江戸時代には日本中に出回る国産&輸入物の薬草が集う巨大な薬問屋ストリートであり、現在でも薬の神様である神農さんをお祀りする神社・少彦名《すくなひこな》神社があります。今でも一一月二二〜二三日には神農祭で賑わいます。神社に併設されたくすりの道修町資料館をはじめ、近隣のいくつかの医薬品関係の会社が常設展示もしており、道修町ミュージアムストリートとして、気軽に立ち寄った人たちにも楽しめるようになっています。

飛鳥時代から江戸時代を経て時空の縦糸が現代に通されているのが見えるようです。こうして自分たちのルーツに触れ、歴史の淘汰から残ったものから学ぶことはとても大きい。人々の健康のための習慣が合理化されて続けられていること、続けていくために機能している社会の仕組み、現代に取り入れたいエッセンスがもりだくさんです。

そして、知ることで自分たちの街、出会った街がどんどん好きになっていく。畏敬の念をもって接することができる。それはだんだん、今、そこで生きる自分たちに対する誇りにもなっていくように感じます。

もちろんそれは、東西問わず海外の影響も多大に受けています。長い時間軸を想定していると文化にとって国境はどんどん曖昧になる。国の名前も、国の領土も、時代によって変わっています。北海道も、沖縄も、数百年前は別の国だったように、日本と一言でくくっても、戦国時代にたくさんの藩があり、それぞれに個別の文化がありました。

自分のルーツを愛すること、それは自分の所属する国や地域のみを愛することだけではなく、複雑に織り成された関係性のある他の地域、他の国にも愛を向けることにつながっていきます。

土地との調和——身土不二

興味はどんどん広がりますが、まず暮らしに落とし込むなら身近な植物、身近な習慣を見つめるところから始めてみましょう。すぐにできることから始めると無理が少なく続けやすいです。続けてこそ、習慣は価値がある。

たとえば植物の栽培に挑戦してみようと思った時も、徒歩圏内の日当たりの条件が近い近所の道路やお庭などを見回して、見つけることができた植物たちを選ぶと育ちやすいです。逆に、そのセレクトを植物たちに任せるという選択もあります。植物たちは、自分の心地よく生きられる場所をよく見極めています。人の意図を介さず勝手に生えてきた植物は、人間が手入れをしなくてもすくすく育つ。思いもよらない植物が現れるのも、楽しいものです。

地産地消や先にも少し紹介しました「身土不二《しんどふじ》」という考え方があります。これは、人間の身体と土地は切り離せない関係にあるという意味で、自分が生まれた土地、もしくは長年住んでいる地域の近郊の食材をなるべく摂りましょう、ということです。慣れ親しんだ食文化に記憶もからだも馴染んでいるし、その習慣や食材はその土地で生きるのに最も適しているはずなのです。

実は植物の栽培でも、急に土や肥料を変えると植物もダメージを受けるのだそうです。もともと生えていたところの土に、少しずつ新しい土を混ぜていき、ゆっくりと慣らす。人間も急にまったく違う土地へ行って、毎日毎日異なった食文化のお料理を食べていると、郷土料理が恋しくなったり、あるいはお腹を壊したりもします。

食文化と土地は、生態系の循環でも、健康のバランスでも、サステイナビリティの意味でも、いろんな意味で調和しています。作り手が近くその背景にも触れやすいことや、コミュニティとつながること、物流エネルギーを減らす意味でも、近郊のものを応援して使うことは大切ですね。

すべてを切り替えるのは難しいですが、何か一つでも地元のものを取り入れるという選択をすると、そこに紐づく人間関係や土地の魅力に出会えて面白いはず。

tabelでは、薬草文化を知っていただくという目的を優先しているため、さまざまな地域の薬草をご紹介しています。一見それは地産地消という流れからは矛盾しているようにも見えますが、あえて他の地域を知ることで、自分たちの土地には一体何があるかと考えるきっかけになるということを期待して。

また、生まれた土地からは引っ越してしまった人や新たな土地に移住した人、親戚・友だちがいる遠くの土地など、いま住んでいる土地とは違っていても（あるいはよく知らない土地だったとしても）、薬草茶を通してその土地とのご縁とつながっていただけたらという気持ちで作っています。

植物たちの、
計り知れない可能性

一つの植物に一〇〇〇以上の成分がある

私たちの周りには、糖質、タンパク質、ビタミン類、鉄分……覚えきれないくらいたくさんの栄養素や成分があります。しかし、実際にはもっともっと莫大な数の成分が存在していて、解明されていないものも多くあります。一つの植物には少なくても一〇〇〇以上の成分がある。たとえば、よくゲノム解析などで使われるシロイヌナズナという植物は約五〇〇〇の成分があると言われています。

あくまで人間は自然の一部で、機械や特殊な技術を使わなければ、そこまでの大きな力もない生命体の一種。ヒト以外の生命の営みに目を向け、足るを知る謙虚な気持ちでお互い自立した暮らしをしたいなと、この植物たちの可能性を見ていると戒めの気持ちが立ち上がってきます。

人間が知っていることは、ほんのわずか

地球には一体どれほどの数の植物が存在するのでしょうか？

実はまだまだ研究の進んでいない地域も残っており、常に植物たちも種が自然に混ざり合うので、はっきりとした数が出ていません。いろんな推定がなされていますが、少なく見積もっても二二～二六万種、多くて三五～四二万種と言われています。

そして、各種の植物が特有の成分としているものはどれくらいの数があるのか。平均すると約四・七個のオリジナル成分をそれぞれの植物が持っています。ということは、かけ算をすると、少なく見積もっても一〇〇万種以上の植物成分が存在することになります。現在、学術論文に書かれた植物成分のデータベースであるKNApSAcK WorldMap（世界の薬用植物データベース）には、植物は約二万二〇〇〇種、それらが持つ化学成分が約五万一〇〇〇個登録されています。人間が知っている植物は、まだ地球全体の約一〇パーセント。未知の可能性を秘めた植物たちが残り九〇パーセントも存在しているかと思うとわくわくしてきます。

しかも、すでに研究・開発されている成分や植物たちの中にも、まだ日の目を浴びていな

いものがたくさんあります。約一〇年前に開発された花粉症に効くお米は、ものすごく必要とする人が多く、また安全性も確認されておりますが、薬と食の非常にデリケートで曖昧な境界線にあるので、農作物として販売できるようになるための登録ができずにいると聞きました。

科学技術に、人間の社会とルールがまだ追いついていません。特に医薬の分野だと、なおさら新しい挑戦はハードルが高くなります。命を扱う分野だけに慎重であるべき、という基本的な立ち位置はとても重要ですが、新しい挑戦の制限となることがしばしばあります。

そこで役立つのがフットワークの軽い食の分野からの提案だと思います。商業ベースに乗せなければさらに自由度も大きくなるでしょう。もちろんくり返しになりますが、扱い方を間違えると危ないものもあるので、紹介していく際には慎重を要するデリケートな部分です。

医、薬、食、農。健康は多くの分野と切っても切り離せないので、それぞれの特性を活かし、連携することができれば、もしかしたら一〇〇年先に起きて欲しい未来が一〇年後に切り拓けるかもしれません。

茶外の茶と呼ばれる薬草茶

「茶」と言えば、緑茶や紅茶の原料となるツバキ科のチャノキからできたお茶を、多くの人がイメージします。それ以外の植物からできた野草茶・薬草茶は「茶外の茶」とも呼ばれてきた、アウトサイダー。そんな薬草茶の未来は、緑茶を目指したり、それと競ったりするのではなく、共に助け合うことにあります。活力を生み出すチャノキとは望まれるシーンが違う薬草も多数あるので、バッティングすることなく力を発揮できるはずです。

薬草茶としては、世界に誇る製茶技術を学びたいところですし、緑茶も元々平安時代には薬としてもたらされた一面があります。先日、知人の静岡のお茶園さんが緑茶とtabelの月桃茶をブレンドしてくださったのですが、驚くほど美味しい仕上がりでした。日本茶に敬意を感じているからこそ、最初は隣に並ぶのは恐れ多いのではないかと思っていたのですが、日本茶業界のみなさまも若者のお茶離れを受けて新しい要素を積極的に取り入れたいと、薬草に関心を持ってくださっているようです。「一緒に何かやりましょう」とイベントに誘ってもらったり、材料の仕入れなどについてご相談いただくことも増えています。

茶外の茶だからこそ、本流である日本茶の力になれることもあるのだというのはとても嬉しいこと。まだ未開拓の可能性を、多様性を保ちつつ新たな提案ができるように、こちらも試行錯誤を続けています。アウトサイダーならではの、身軽さとスピード感と柔軟さで、突き進みたいところだなと思っています。

先人たちの贈り物、未来へのギフト

いろんな街で、いろんな植物たちと出会ってから地元の大阪に帰ると、なんだかクスノキが多いことに気がつきました。そして、ふらっと立ち寄った北浜近くにある道修町のくすりの資料館で、それがなぜなのか教えてくれる記述を見つけました。

大阪市内は、第二次世界大戦で焼け野原になりました。食料は足りないし、薬も足りない。そうした苦しい状況を経て人々は、こうした緊急事態に備えて一〇〇〇本以上の楠を神社や公園を中心に植樹する活動をしました。クスノキからは樟脳《しょうのう》という薬効成分がとれます（血行促進作用や鎮痛作用、消炎作用、鎮痒作用、清涼感をあたえる作用）。クスノキの大木は、実は大きな薬箱だったんです。

同じように、いざという時は薬や食料になるようにと、山形市では家の生垣がウコギで作られ、長野県上田市には街路樹としてナツメの木が植えられていました。ランドスケープ以外では先に紹介した米沢の『かてもの』や会津の会津農書などの書物にも生きる知恵が残されています。

こうした過去からの宝物を見つけるコツは、博物館に行ったり、昔から街のことを知っている人とお話しすることです。慣れ親しんだ街だと見落とすことも多いのですが、初めての土地で何度かやってみると、それと比較して自分の街のことも見えてきます。

あなたの街を、もう一度見つめ直してみませんか？

薬草に限らず、実は先人たちが未来に生きる私たちのために残してくれている宝物が、たくさん街に眠っています。

すでに、先人は手を打っている。

せっかくの贈り物をきちんと受け止めたい。そして、その恩恵を受けて、私たちは未来へどんなギフトができるか、一緒に考えていきましょう。

もっと慈しみにあふれた、街に、社会になっていきますように。

おわりに—— 薬草の旅

最後までお付き合いいただき、ありがとうございました！

本書では計り知れないほどの可能性を秘めた薬用植物の魅力にはじまり、薬草の効用や使い方をメインに、地域と薬草について、歴史の背後にある薬草について、そして薬草を仕事にするというところまで、時間と場所を飛び越えながら、さまざまな角度から癒しのちからをもった植物たちを見つめてきました。それはあたかも「薬草の旅」と呼べるものだったのかもしれません。

この薬草の旅では、何となく身近にある植物たちのまだ知らない一面に出会っていただけたかと思います。知れば知るほど、薬草たちはあなたとともに健やかな暮らしを育んでくれるはずです。

人間を取り囲む世界のなかにこれだけ健康を支えてくれる植物たちがいる。植物たちは、自分自身の身を守ったり、生存していく可能性を高めるために、それぞれが特殊な成分を作り出しているのですが、それがヒトにとっても薬になる。植物のちからを賜る気持ちで薬草を使うことで、情報に囲まれ、ともすると頭でっかちに過ごしてしまう中、私は自然の中で生かされているという等身大の感覚を取り戻すことができています。

本書の記述においては、従来の健康や自然な暮らしといった視点だけでなく、仕事や地域活性といった少し社会的な側面についても触れてみました。というのも、その視点を持つことによって、ただ自分たちだけが薬草と暮らしていくのではなく、次の世代、また次の次の世代へと薬草（の文化）をつないでいくという意識をもって、それらを実現することができるようになるからです。

年齢も性別も世代も背景もまったく異なるけれども、薬草と文化について学び、語り合おうとする人たちが集える場として、私たちは「薬草大学ＮＯＲＭ」を中心としたワークショップやイベントを随時企画しています。もし本書に触れることで、さらなるご興味を持っていただけたとしたら、ぜひご参加いただきたいと思っています。

本書やそうした学びの場で受け取った「知識」を実際に暮らしの中に取り入れて体験していった時、それらは「知恵」へと代わり、皆さんにとっての血肉になってくれます。情報は、活かしてこそ真価を発揮します。ぜひ気になる薬草を試してみて（薬草茶なら好みのものを選んで、お湯を入れるだけです！）、面白そうだなと感じられた地域に出かけていただき、直に薬草に触れていただければと思っています。微力ながら、ご紹介していることが何かのお役に立てたなら幸いです。

まだまだ私も勉強中です。もし至らぬ点がございましたらホームページなどから、ぜひメールなどでご一報をいただければと思います（ご感想をいただけたら、とても嬉しいです！）。

最後になりますが、この本に、そしてtabelの取り組みに関わってくださっているみなさんに心より感謝を申し上げます。この四年間で出会い、共に過ごしたみなさんとのお話や経験の中からコツコツ積み上がったものがあったからこそ、こうした形になり、私も薬草について取り組み続けられています。

そして、本を一緒に作ってくださったイラストレーターの花松あゆみさん、デザイナーの鈴木千佳子さん、最初から最後まで根気よく向き合ってくださった晶文社の江坂さん、製作チームのみなさん、ありがとうございました！

そして、本は読む人がいないと成り立ちません。この本を手に取ってくださったあなたに、Special Thanksをたっぷりと込めて。

それでは、またお会いできる日を楽しみにしております。

今日のあなたの食卓が、慈しみのある豊かな時間でありますように。

Bon Appeti！

平成三〇年四月吉日

新田理恵

新田理恵
にった・りえ

食卓研究家／TABEL株式会社 代表取締役。
管理栄養士であり国際薬膳調理師。古今東西、
多角的な視点から食に向き合い、生活・健康・文化といった
料理をとりまく関係性もふまえて新しい提案を行い、さまざまな地域にて
商品開発やワークショップを行っている。薬膳の生薬を探していたところ、
日本の在来ハーブ・薬草と出会い、その美味しさと魅力に感動し、
全国でリサーチを開始。2014年に伝統茶ブランド{tabel}を立ち上げる。
2016年8月にTABEL株式会社へと法人化し、薬草のある健やかな暮らしを
提案している。2018年初春、薬草大学NORMを始動。
https://tabeljpn.stores.jp/

薬草《やくそう》のちから
―― 野《の》山《やま》に眠《ねむ》る、自然《しぜん》の癒《いや》し

2018年5月20日 初版

著者：新田理恵
発行者：株式会社晶文社
〒101-0051 東京都千代田区神田神保町1-11
電話：03-3518-4940（代表）・4942（編集）
URL http://www.shobunsha.co.jp
印刷・製本：ベクトル印刷株式会社

 ISBN978-4-7949-7025-1 Printed in Japan